Horizonte der Psychiatrie und Psychotherapie – Karl Jaspers-Bibliothek

Herausgegeben von Matthias Bormuth, Andreas Heinz und Markus Jäger

Übersicht über die bereits erschienenen Bände:

- Jäger, Markus:
  »Konzepte der Psychopathologie. Von Karl Jaspers zu den Ansätzen des 21. Jahrhunderts«
  (978-3-17-029780-7)
- Heinz, Andreas:
  »Psychische Gesundheit. Begriff und Konzepte«
  (978-3-17-029936-8)

In Vorbereitung:

- Wedler, Hans:
  »Suizid kontrovers. Wahrnehmungen in Medizin und Gesellschaft«
  (978-3-17-031046-9)

Andreas Heinz

Psychische Gesundheit

Begriffe und Konzepte

Verlag W. Kohlhammer

Für Friedrich Buonarroti

1. Auflage 2016

Alle Rechte vorbehalten
© W. Kohlhammer GmbH, Stuttgart
Gesamtherstellung: W. Kohlhammer GmbH, Stuttgart

Print:
ISBN 978-3-17-029936-8

E-Book-Formate:
pdf: ISBN 978-3-17-029937-5
epub: ISBN 978-3-17-029938-2
mobi: ISBN 978-3-17-029939-9

Vorwort zur Reihe

Psychiatrie und Psychotherapie nehmen im Kanon der medizinischen Fächer eine besondere Stellung ein, sind sie doch gleichermaßen auf natur- wie kulturwissenschaftliche Methoden und Konzepte angewiesen. Bereits vor hundert Jahren wies der Arzt und Philosoph Karl Jaspers darauf hin, dass man sich im psychopathologischen Zugang zum Menschen nicht auf eine einzige umfassende Theorie stützen könne. So warnte er entsprechend vor einseitigen Perspektiven einer Hirn- bzw. Psychomythologie. Viel mehr forderte Jaspers dazu auf, die verschiedenen möglichen Zugangswege begrifflich scharf zu fassen und einer kritischen Reflexion zu unterziehen. Diese Mahnung zur kritischen Pluralität gilt heute ebenso, werden sowohl auf neurobiologischem als auch auf psychotherapeutischem bzw. sozialpsychiatrischem Gebiet nicht selten dogmatische Positionen vertreten, ohne dass andere Sichtweisen in der wissenschaftlichen Auseinandersetzung ausreichend berücksichtigt würden.

Die Reihe »Horizonte der Psychiatrie und Psychotherapie – Karl Jaspers-Bibliothek« möchte die vielfältigen Zugangswege zum psychisch kranken Menschen in knappen Überblicken prägnant darstellen und die aktuelle Bedeutung der verschiedenen Ansätze für das psychiatrisch-psychotherapeutische Denken und Handeln aufzeigen. Dabei können viele Probleme im diagnostischen und therapeutischen Umgang mit den Menschen nur vor dem Hintergrund der zugrundeliegenden historischen Konzepte verstanden werden. Die »Karl Jaspers-Bibliothek « möchte den Leser dazu anregen, in solch pluralistischer und historisch weiter Horizontbildung den drängenden Fragen in Psychiatrie und Psychotherapie nachzugehen, wie sie die einzelnen Bandautoren entfalten werden. Ziel der Reihe ist hierbei auch, ein tieferes Bewusstsein für die begrifflichen Grundlagen unseres Wissens vom psychisch kranken Menschen zu entwickeln.

Oldenburg/Berlin/Günzburg
Matthias Bormuth, Andreas Heinz, Markus Jäger

Inhalt

Vorwort

Die Frage nach der psychischen Gesundheit, so die These des vorliegenden Bandes, geht über die Abwesenheit von Krankheit hinaus und zielt – wie die viel zitierte Definition der Weltgesundheitsorganisation (1946) – auf das Wohl der Menschen. Das zentrale Argument, das in dem hier vorgelegten Ansatz diese Unterscheidung stützen soll, lautet, dass ein Mensch, der unter unmenschlichen Bedingungen seine soziale Rolle erfüllt und nicht erkrankt, deswegen nicht notwendigerweise als gesund gelten kann. Wenn von zwei Menschen, die in einem Konzentrationslager ihre Tätigkeit verrichten, der eine depressiv wird, mag er an einer Erkrankung leiden, trotzdem erfüllt der andere, der solche psychischen Reaktion nicht zeigt, offenkundig nicht die Kriterien eines Zustands der Gesundheit, der als »vollständiges körperliches, geistiges und soziales Wohlergehen« definiert wird.[1]

Die Auffassung, dass Gesundheit mehr ist als die Abwesenheit von Krankheit, teilen auch andere Autoren.[2] Aber wie sollen diese über die Abwesenheit von Krankheit hinausgehenden Aspekte körperlichen, geistigen und sozialen Wohlergehens angesichts der Diversität der Menschen und ihrer Lebensformen definiert werden? Der hier vorliegende Ansatz, der in wesentlichen Teilen auf eine unveröffentlichte Magisterarbeit aus dem Jahr 1994 zurückgeht, basiert auf der Annahme, dass die Auseinandersetzung über die Definition von Krankheit und Gesundheit immer in einem Kontext stattfindet, der durch die vielfältigen Artikulationen individueller und gemeinschaftlicher sozialer Kämpfe und Auseinandersetzungen gestaltet wurde und wird. Brechen an allen möglichen Stellen Widersprüche und Auseinandersetzungen um soziale Teilhabe und gesellschaftliche Anerkennung auf, lässt sich die Frage nach der psychischen Gesundheit nicht durch ein abschließendes »Bild des Menschen« beantworten. Helmuth Plessners »Homo absconditus«,[3] sein Hinweis auf die Verborgenheit unserer menschlichen Natur, respektiert deshalb nicht nur die Grenzen unserer leiblichen und empirischen Erkenntnismöglichkeiten, sondern verweist zudem auf die Dynamik sozialer Auseinandersetzungen.

---

1 Weltgesundheitsorganisation (WHO/World Health Organisation): Constitution of the World Health Organisation. In: Official Records of the World Health Organisation 2, 1946, S. 100
2 Callahan, D.: Die Gesundheitsdefinition der Weltgesundheitsorganisation. In: Schramme, T. (Hrsg.): Krankheitstheorien. Berlin 2012, S. 191–204. vgl. auch Whitbeck, C.: Eine Theorie der Gesundheit, a.a.O., S. 205–222
3 Plessner, H.: Homo absconditus. In: Plessner, H.: Conditio humana. Frankfurt a.M., 2003, S. 353–366

Soll psychische Gesundheit nicht in der Abwesenheit von Erkrankungen bestehen, müssen die Begriffe der seelischen Gesundheit und Krankheit eigenständig definiert werden. Deshalb beginnt der erste Teil des hier vorliegenden Buches mit einer (weitgehend aus dem Jahr 1994 stammenden) Übersicht über Theorien psychischer Krankheit. Dieser Teil soll hier im Vorwort ausführlicher erwähnt werden, um auf Differenzen und Übereinstimmungen mit der (späteren) Arbeit zum Begriff psychischer Krankheit hinweisen zu können: Wer sich bereits mit meiner 2014 erschienenen Schrift zum »Begriff psychischer Krankheit« auseinandergesetzt hat, findet im ersten Teil des vorliegenden Buches eine kurze Übersicht über die in der späteren Arbeit in anderen Kontexten diskutierten Theorien. Der Vergleich der Arbeiten von 1994 und 2014 zeigt, warum es so schwierig war, eine pragmatische Theorie zum »Begriff psychischer Krankheit«[4] zu formulieren. So erscheint der Ansatz von Christopher Boorse, der mit seiner Definition psychischer Krankheit als »Störung überlebensrelevanter Funktionsfähigkeiten« von zentraler Bedeutung für die Arbeit von 2014 wurde, ohne kritische Reflexion und Einbettung in eine soziale Aspekte umfassende Theorie psychischer Krankheit als schlicht indiskutabel. Denn Boorse[5] zählt die Reproduktionsfähigkeit zu den überlebensrelevanten Funktionen, versteht hierunter aber nicht einfach nur das physiologische Funktionieren der Geschlechtsorgane, sondern auch die sexuellen Präferenzen und ermöglicht so eine Pathologisierung der Homosexualität. Das führt zu einer Stigmatisierung frei gewählter Präferenzen erwachsener Menschen und geht weit über den Kompetenzbereich der Medizin hinaus, die sich um das Wohl der Einzelnen zu kümmern hat, nicht aber um die Frage, welche Zahl an Kindern in einer bestimmten gesellschaftlichen und historischen Konstellation bestimmten Interessen dienlich wäre. Historische Erfahrungen warnen, dass eine Medizin, die nicht den Perspektiven und dem Wohl der Einzelnen verpflichtet ist, sondern sich in den Dienst vermeintlich übergeordneter staatlicher oder gesellschaftlicher Interessen stellt, immer wieder zur organisierten Unmenschlichkeit beigetragen hat.

Ein weiterer Einwand gegen Boorse liegt in der für Mediziner und Psychologen enttäuschenden Vagheit dessen, was denn nun unter einer lebensrelevanten psychischen Funktionsfähigkeit verstanden werden könnte. Angesichts dieser Kritikpunkte am Ansatz von Christopher Boorse fokussierte der vorliegende Ansatz von 1994 auf die Thesen von Culver und Gert,[6] die die Perspektive wechseln und die leidvolle Beeinträchtigung aus der Sicht der Betroffenen zum zentralen Kriterium einer Erkrankung erheben. An diesem Ansatz übte allerdings Thomas Schramme (2000) die berechtigte Kritik, dass hier eine falsche Objektivierung allgemein als leidvoll geltender Zustände betrieben und »individuelle Unterschiede in der Bewertung eines pathologischen Zustandes ignoriert« würden.[7] Aus der klinischen Erfahrung wissen wir, dass es auch das umgekehrte Beispiel gibt, nämlich das Vorliegen eines die

---

4 Heinz, A.: Der Begriff psychischer Krankheit. Berlin, 2014
5 Boorse, C.: What a theory of mental health should be. Journal for the Theory of Social Behavior 6, 1976, S. 61–84
6 Culver, C., Gert, B.: Philosophy in Medicine. Conceptual and Ethical Issues in Medicine and Psychiatry. Oxford, 1982
7 Schramme, T.: Patienten und Personen. Zum Begriff der psychischen Krankheit. Frankfurt a.M., 2000, S. 164

Lebensfähigkeit der betroffenen Person massiv beeinträchtigenden Zustandes, der dennoch nicht als leidvoll erfahren wird: man denke an Patienten mit Alzheimer-Demenz, die sich nicht mehr ernähren, waschen oder anziehen können, aber ihren Zustand nicht verstehen und darunter auch nicht leiden. Leidvolles Erleben kann also ein wesentliches Kennzeichen eines Krankheitszustandes sein, ohne dass es notwendigerweise vorliegen muss, wenn eine Erkrankung besteht.

Dies verweist erneut auf die Frage nach den lebensrelevanten Funktionsfähigkeiten, die in der Arbeit von 2014 zum notwendigen, aber nicht hinreichenden Kriterium psychischer Erkrankung erhoben wurden und zu denen zudem individuelles Leid oder eine massive Beeinträchtigung der sozialen Teilhabe hinzutreten müssen, um von einer klinisch relevanten Erkrankung sprechen zu können. Gilt die oben genannte Einschränkung, dass die Rede vom »Wesen der Menschen« immer nur Ausdruck einer bestimmten Konstellation sozialer Auseinandersetzungen und Kämpfe sein kann, dann musste an dieser Stelle eine »pragmatische Wende« erfolgen, die die medizinische Praxis einerseits ernst nimmt, sie aber andererseits einer kritischen Reflexion bezüglich ihrer Werte und Positionen zu zeitgenössischen Kämpfen um soziale Teilhabe unterzieht. Dementsprechend war der zentrale Ausgangspunkt der Arbeit zum »Begriff psychischer Krankheit« (Heinz, 2014) die Frage, welche Leitsymptome psychischer Erkrankungen als Beeinträchtigungen allgemein lebensrelevanter Funktionsfähigkeiten gelten können, die aber eben nur dann krankheitswertig sind, wenn sie für die betroffene Person schädlich sind, weil sie individuelles Leid oder eine massive Einschränkung der sozialen Teilhabe bewirken.

Die kritische Position Schrammes und die sich aus diesen Diskussionen ergebende Konzeption eines »Begriffs psychischer Krankheiten« werden im vorliegenden Band am Ende des ersten Teils in Kapitel 1.9 ausgeführt. An dieser Stelle des Vorworts soll aber bereits auf einige Fragen und kritische Stellungnahmen eingegangen werden, die auf die Publikation des »Begriffs psychischer Krankheit« (2014) folgten und deren Besprechung den Zugang zum hier gewählten Ansatz erleichtern kann. Auf die Frage, warum keine einheitliche anthropologische Theorie entworfen wurde, aus der dann wesentliche psychische Funktionsfähigkeiten abgeleitet werden,[8] deren Beeinträchtigung psychische Erkrankungen kennzeichnet, wurde bereits eingegangen: Die Diversität der Menschen und der sozialen Kämpfe, die unsere Artikulationen und Diskurse durchziehen, verbieten einen solchen monolithischen Ansatz.

Auch die Frage, warum denn überhaupt ein Vertreter einer herrschaftsfreien Gesellschaft, die sich aus freier Assoziation entwickeln soll, in der Arbeit zum »Begriff psychischer Krankheiten« zitiert wurde, erklärt sich in diesem Zusammenhang. Allerdings wurde der betreffende Autor, Peter Kropotkin, in der eilfertigen Kritik eines Wissens, das immer schon von vornherein weiß, was es nicht wissen darf, um seinen herrschaftskonformen Status nicht zu gefährden,[9] kurzerhand mit Bakunin verwechselt, einem weiteren russischen Anarchisten, der

---

8 Schmid, J.: Rezension zu Heinz, Andreas: Der Begriff der psychischen Krankheit. In: Zeitschrift für philosophische Literatur 3, Vol. 2, 2015, S. 41–48
9 Gehring, P.: Psychische Leiden. Therapiebedarf lässt sich immer anmelden. In: Frankfurter Allgemeine Zeitung, Nr. 6., 8. Januar 2015, S. 10

im »Begriff psychischer Krankheit« allerdings nur als Vertreter elitärer Geheimgesellschaften kritisiert wurde, deren Wirken in den von Albert Camus sogenannten »rationalen Terror« führen kann.[10] Kropotkins These von der gegenseitigen Hilfe in der Tier- und Menschenwelt[11] ist dagegen aus zwei Gründen zentral für den hier vorliegenden Ansatz: Zum einen versteht Kropotkin ähnlich wie Helmuth Plessner soziale Besonderheiten der Conditio humana wie eben die gegenseitige solidarische Hilfe und das Leben in der Mitwelt gerade nicht als lebensfremde Einschränkung vermeintlich natürlicher triebhafter Dispositionen »des Menschen«, sondern sieht sie als Ausdruck unserer Einbettung als Lebewesen in eine Natur, aus der heraus (ohne Hinzufügung eines Schelerschen Geistes oder einer Nietzscheanischen »Sklavenmoral«) ein Leben mit anderen ebenso möglich wie notwendig wird. Kropotkins Bedeutung liegt zum zweiten darin, dass er der Wissenschaft die Aufgabe stellte, die kopernikanische Wende zu vervielfachen und von der Konzeptualisierung unseres Sonnensystems, das eben nicht um die Erde, sondern um die Sonne kreise, in ein Verständnis unzähliger interaktiver Körper und Systeme überzugehen, die sich dezentralisiert in multiplen Konstellationen bewegen:

> »So wird der Mittelpunkt, der Ursprung der Kraft, der [mit der kopernikanischen Wende] von der Erde auf die Sonne verlegt wurde, jetzt verteilt, dezentralisiert: er ist überall und nirgends. [...] Die ganze Auffassung des Universums wechselt mit dieser neuen Anschauungsweise. Die Idee von der weltregierenden Kraft, deren vorbestimmtem Gesetz, der innewohnenden Materie schwindet, um jener Harmonie Platz zu machen, [...] die nur die Resultante dieser zahllosen Schwärme von Materie sind, von denen jeder einzelne seinen Weg geht und die einander im Gleichgewicht halten.«[12]

Was Kropotkin damit beschwört, ist das Bild einer polytopen kosmischen und sozialen Organisation, in der es keinen Hauptwiderspruch und keinen endgültig zu findenden Zustand der Harmonie gibt, sondern ein Wechselspiel freier Assoziationen und Auseinandersetzungen, die zu immer neuen Konstellationen und Aufgaben führen. Gesellschaftsordnungen können gegenüber diesen dynamischen Kräften unterschiedlich flexibel sein, ihnen Raum geben oder sie unterdrücken, sie institutionalisieren und kanalisieren oder kreative neue Lösungen entstehen lassen.

Ein weiteres Missverständnis der Arbeit von 2014 rankt sich um die Frage, ob denn eine psychische Funktionsstörung von Krankheitsrelevanz einer organischen Verursachung oder zumindest eines organischen Korrelats bedarf.[13] Im Alltag sind wir geneigt, immer dann von Erkrankung zu sprechen, wenn sich hinter den Symptomen ein definierbarer organischer Prozess verbirgt, wenn also beispielsweise Kopfschmerzen auf Hirndruck aufgrund eines Hirntumors zurückgeführt werden können. Bereits das Beispiel der Kopfschmerzen zeigt aber, wie irrig diese Annahme ist: denn natürlich haben auch Kopfschmerzen, die nicht durch einen Hirntumor verursacht werden, ein organisches Korrelat (beispielsweise eine Veränderung im Spannungszustand der Nackenmuskulatur oder im Tonus der Gefäße). Dasselbe gilt

---

10 Heinz, A., 2014, a.a.O., Fußnote 67, S. 328
11 Kroptokin, P.: Gegenseitige Hilfe in der Tier- und Menschenwelt, Grafenau, 1989
12 Kroptokin, P.: Der Anarchismus: Seine Philosophie / Seine Ideale. In: Kroptokin, P.: Der Anarchismus. Siegen-Eiserfeld, 1983
13 vgl. Schmid, J., a.a.O.

für psychische Funktionen: Je genauer unsere neurowissenschaftlichen Untersuchungsmethoden werden, desto deutlicher wird, dass jeder psychische Vorgang ein neurobiologisches Korrelat hat. Eine zentrale These der Arbeit zum »Begriff psychischer Krankheit« (2014) lautet, dass man diesen neurobiologischen Korrelaten nicht ansehen kann, ob sie pathologisch sind oder nicht – es ist die Bewertung der mit ihnen korrelierten Funktionsbeeinträchtigungen, die zur Krankheitsdiagnose führt. Hier wäre Widerspruch von Seiten der Medizin zu erwarten gewesen, denn man könnte ja postulieren, dass neurobiologische Befunde wie etwa die Zerstörung von Nervenzellen in fortgeschrittenen Stadien der Alzheimer-Demenz das klare Bild einer Organpathologie bieten und es keiner Bewertung der damit verbundenen kognitiven Beeinträchtigungen bedarf, um als Krankheit zählen zu können. Dem ist aber entgegenzuhalten, dass es eine Vielzahl von Alterungsvorgängen inklusive des Abbaus von Nervenzellen gibt, die im höheren Lebensalter, aber auch in anderen Lebensabschnitten wie z. B. im Rahmen der Pubertät und anderer Reifungsprozesse stattfinden, und dass es eben letztlich doch wieder nur die negativ bewerteten Folgen sind, die bei solchen Veränderungen von Krankheit sprechen lassen. Die negativ bewerteten Auswirkungen der organischen Befunde sind aber eben die Einschränkungen einer Funktionsfähigkeit, die für das Leben der Betroffenen wichtig ist. Angesichts der oben genannten Variabilität unserer Körper und der Diversität menschlicher Lebensformen lassen sich solche Definitionen allerdings immer nur pragmatisch in Hinblick auf ihre Plausibilität und ihre möglichen schädlichen Folgewirkungen diskutieren und nie abschließend festschreiben.

Man kann also fragen, ob die klassischen Leitsymptome psychischer Erkrankung im Sinne der Beeinträchtigung der Wachheit oder der Orientierung, der Auffassung und der Merkfähigkeit, der Zurechenbarkeit eigener Gedanken und Handlungen und der affektiven Schwingungsfähigkeit, wie sie in Kapitel 5 des »Begriffs psychischer Erkrankung«[14] aufgeführt werden, als solche universell lebenswichtigen Funktionsfähigkeiten verstanden werden können. Dabei zeigt sich, dass ein Teil dieser Leitsymptome, und zwar diejenigen, die gemeinhin für die Diagnose der Delirien und Demenzen Verwendung finden, offenbar direkt für das Überleben der Menschen in unterschiedlichsten Kontexten relevant sind. So ist es schwer vorstellbar, dass eine in ihrer Wachheit oder Orientierung beeinträchtigte Person ohne ausgeprägt fremde Hilfe irgendwo auf der Welt nicht in ihrem Überleben gefährdet wäre. Die Leitsymptome der früher sogenannten endogenen Psychosen, also der schizophrenen Psychosen und schweren affektiven Erkrankungen, gefährden demgegenüber weniger das »nackte Überleben« als vielmehr das »Leben in der Mitwelt«. Die direkte Überlebensfähigkeit muss z. B. durch die Erfahrung, dass meine Gedanken von außen gesteuert werden oder dass ich nicht mehr trauern oder mich nicht mehr freuen kann, im Allgemeinen gar nicht beeinträchtigt sein. Was aber in solchen Zuständen beeinträchtigt wird, ist das Leben mit meinen Mitmenschen, beispielsweise weil diese sich nicht mehr darauf verlassen können, ob ich gerade aus eigenem Antrieb oder aufgrund der »eingegebenen« Gedanken oder akustischen Halluzinationen handele, oder weil der in der Manie oder Depression erstarrte

---

14 Heinz, A., 2014, a.a.O., S. 123

Affekt es verunmöglicht, ansatzweise flexibel auf Veränderungen in den mitwelt-lichen Gegebenheiten (etwa einen Trauerfall oder ein freudiges Ereignis) zu reagieren. Hier zeigt sich, wie wichtig ein Verständnis des Menschen als Mitmen-schen ist, das einerseits auf den sozialen Kontext verweist und andererseits genügend Spielraum für gesellschaftliche Dynamiken und Kämpfe lässt, um eine normative Fixierung auf einzelne Lebenswege und Haltungen zu vermeiden.

Für die Diagnose einer psychischen Erkrankung ist es also nicht notwendig, dass sich organische Korrelate der beeinträchtigten Funktionsfähigkeiten nachweisen lassen, solche körperlichen Befunde verweisen aber ebenso wie die Betonung der Mitwelt darauf, dass wir Menschen nicht ohne unsere leibliche Einbettung als Lebewesen unter anderen adäquat verstanden werden können. Soziale Auseinan-dersetzungen finden ihr Korrelat in neurobiologischen Prozessen und neurobiolo-gische Prozesse beeinflussen unsere Erfahrungen und Handlungen. Im Dualismus gefangen lassen sich diese zwei Seiten ein und derselben Medaille nur in falscher Entgegensetzung konzeptualisieren, auch deshalb ist der Verweis auf Plessner und auf Kropotkin und deren durchaus divergente Versuche einer Einbettung der Menschen in ein freiheitliches Gesellschaftskonzept so wichtig.

Der zweite Teil der vorliegenden Arbeit, der sich dem Begriff psychischer Ge-sundheit widmet, soll hier nur kurz angesprochen werden. Da Gesundheit eigen-ständig definiert werden soll, die in der bisherigen Literatur diskutierten Kriterien psychischer Gesundheit aber je nach Welt- und Menschenbild erheblich variieren, vollzieht der vorliegende Text eine »pragmatische Wende«, verzichtet auf eine theoretische Konstruktion »des« Wohls »der« Menschen und vergleicht stattdessen die Ziele der im deutschen und angloamerikanischen Sprachraum vorherrschenden Psychotherapien (der Verhaltenstherapie, der Psychoanalyse und der Gesprächs-führung nach Carl Rogers) bezüglich ihrer jeweils angestrebten therapeutischen Resultate. Diese werden dann in Hinblick darauf untersucht, ob sie dem Anspruch genügen, allgemein notwendige Voraussetzungen für die Ermöglichung der individuellen ebenso wie der sozialen Selbstverwirklichung der Menschen zu benennen, ohne allzu weitgehende inhaltliche Einschränkungen der damit mög-lichen Lebensgestaltung vorzugeben. Das Vorgehen zielt also auf einen Begriff psychischer Gesundheit, der auf die Möglichkeit eigenständiger Lebensgestaltung verweist, ohne sich dann zu erschöpfen (denn sonst könnt auch das Funktionieren in unmenschlicher Tätigkeit gesund genannt werden).

Der hier vorliegende Versuch einer Klärung der Begriffe psychischer Gesundheit und Krankheit soll dazu beitragen, einerseits die Einschränkungen durch Krankheit ernst zu nehmen und den Betroffenen denselben Schutz und dieselben Rechten zu gewähren, die alle anderen Menschen haben, die sich mit Erkrankungen unter-schiedlichster Art im Gesundheitssystem bewegen. Andererseits orientieren sich die hier vorgeschlagenen Begriffe psychischer Gesundheit und Krankheit am Ziel einer freien Assoziation der Menschen, die in unterschiedlichen Konstellationen um ihre Inklusion, ihre gesellschaftliche Gleichstellung und ihre individuelle wie gemein-schaftliche Anerkennung kämpfen, deren Diversität zu respektieren ist und an deren Wünschen und Verletzlichkeiten sich jedes Gesundheitssystem und damit gerade auch das psychiatrische und psychotherapeutische ausrichten muss.

Einführende Übersicht

»Gesundheit ist der Zustand völligen körperlichen, seelischen und sozialen Wohlbefindens«, lautet die berühmte Aussage der WHO von 1946.[15] Psychische Gesundheit erscheint somit als Versprechen eines geglückten Daseins am Horizont des alltäglichen Scheiterns und der gesellschaftlichen Begrenztheit des jeweils im Einzelnen gegebenen Lebens. Als normatives Ideal eignet sich der Begriff psychischer Gesundheit sowohl zum Gebrauch für eine Kritik der entfremdeten Verhältnisse als auch zum Missbrauch zum Zweck der Ausgrenzung und gegebenenfalls Vernichtung all jener, die seinen Anforderungen nicht entsprechen können oder wollen.[16] Von daher sind die ethischen Implikationen eines wie auch immer postulierten Begriffs psychischer Gesundheit immer mitzudenken.

Wenn psychische Gesundheit als Zustand der Abwesenheit seelischer Krankheit aufgefasst wird, kann eine erste Annäherung an eine Bestimmung des Begriffs psychischer Gesundheit mittels einer Analyse der Zustände erfolgen, in denen Gesundheit verfehlt wird. Aus der Analyse der Eigenschaften, die psychische Krankheit kennzeichnen sollen, kann versuchsweise ein Rückschluss auf den in dieser Beeinträchtigung jeweils implizierten Zustand seelischer Gesundheit erfolgen. Im ersten Teil der Arbeit werden deshalb verschiedene Begriffe psychischer Krankheit analysiert.

Wie noch zu zeigen sein wird, lässt sich ein Begriff psychischer Krankheit, der sich ausschließlich oder auch nur vordringlich an biologischen Normen zu orientieren versucht, argumentativ nicht widerspruchsfrei begründen, so dass ein Positionswechsel notwendig wird, der Krankheit als Einschränkung und Leid aus der Perspektive der Beeinträchtigten zu definieren sucht. Nur in Kombination medizinischer, individueller und sozialer Aspekte der Teilhabe lässt sich ein pragmatischer, die Interessen der Betroffenen schützender Krankheitsbegriff formulieren.

Der Versuch, aus dieser Krankheitsdefinition einen sinnvollen Begriff psychischer Gesundheit abzuleiten, muss jedoch scheitern. Denn wenn nicht nur manifeste, sondern auch drohende Erkrankungen als Krankheit gelten sollen, lässt sich die Definition psychischer Gesundheit als Abwesenheit seelischer Krankheit nur um

---

15 Weltgesundheitsorganisation, 1946, a. a. O. Vgl. auch Blankenburg, W.: Der Krankheitsbegriff der Psychiatrie. In: Kisker, K.P., Lauter, H., Meyer, J.E., Müller, C., Strömgren, E. (Hrsg.): Psychiatrie der Gegenwart 9. 3. Auflage, Berlin, Heidelberg, New York, London, Paris, Tokyo, Hong Kong, 1989, S. 119–146
16 Sartre, J.P.: Vorwort. In: SPK. Aus der Krankheit eine Waffe machen. Tiamat Texte, o.J., S. 6-7. Vgl. Haug, W.: Faschisierung des Subjekts. West-Berlin, 1986, S. 19–29

den Preis einer umfassenden Pathologisierung all derer aufrechterhalten, die an einem erhöhten Risiko leiden, erneut zu erkranken.

Die ethischen Komplikationen einer solchen Gesundheitsdefinition werden zu Beginn des zweiten Teils dieser Arbeit dargelegt werden. Der Versuch, zu einer Definition psychischer Gesundheit zu gelangen, soll dann im Folgenden anhand einer Analyse jener Zustände und Eigenschaften erfolgen, die verschiedene Psychotherapieschulen als Therapieziele benennen. Als solche gemeinsamen Therapieziele können vielfältiges und flexibles Verhalten, Selbstvertrauen und Einfühlung bzw. nachvollziehendes Verstehen benannt werden. Anhand einer Analyse empirischer Studien, die sich mit den Mechanismen der Aufrechterhaltung von psychischer Gesundheit befassen, soll dann ausgeführt werden, warum diese Eigenschaften als Grundlagen seelischer Gesundheit aufgefasst werden können.

In einem dritten Teil sollen die so gewonnenen Begriffe im Hinblick auf ihre Brauchbarkeit zur Definition seelischer Gesundheit näher untersucht und mit anderen Ansätzen verglichen werden. Flexibles Verhalten ist dabei gegen opportunistische Anpassung abzugrenzen, Selbstvertrauen in eigene Handlungen soll auf dem Hintergrund seiner Begrenzung durch Entfremdung[17] diskutiert werden. Nachvollziehendes Verstehen wird in seiner bewussten Beschränktheit einem Begriff der Einfühlung entgegengestellt, die den grenzenlosen Zugriff auf das Seelenleben des Gegenübers postuliert. Zudem muss Verstehen und Einfühlung vom Begriff des Mitleids unterschieden werden, der heftigen Angriffen von Seiten Nietzsches ausgesetzt ist.[18] Daran schließt sich eine Auseinandersetzung mit Nietzsches Verständnis der Degeneration an, das eine wesentliche Rolle in seiner Ablehnung des Mitleids wie in der zeitgenössischen und nachfolgenden psychiatrischen Krankheitsdefinition spielt. Mit dem Verweis auf die ethischen Folgen einer zu weitgehenden Festschreibung dessen, was als gesundes Seelenleben gelten darf, wird zum Abschluss der Arbeit die intendierte Begrenzung auf die Definition von Grundlagen seelischer Gesundheit begründet.

17 Marx, K.: Ökonomisch-philosophische Manuskripte (1844). MEW Ergänzungsband, Teil 1. Berlin, 1979, S. 574
18 Nietzsche, F.: Zur Genealogie der Moral. In: Colli, G., Montinari, M.: Kritische Studienausgabe, Bd. 5. Berlin, New York, 1988, S. 252-270

16

1 Der Begriff psychischer Krankheit

1.1 Einführung

In einer ersten Annäherung kann versucht werden, den Begriff psychischer Gesundheit als Abwesenheit psychischer Krankheit zu definieren. Damit scheint auf den ersten Blick nicht viel gewonnen zu sein, sagt doch die Abwesenheit bestimmter Eigenschaften oder Zustände wenig über die verbleibenden aus.

Wie im Folgenden zu zeigen ist, beinhalten Definitionen psychischer Krankheit jedoch regelmäßig einen Verweis auf den Zustand, von dem Krankheiten abweichen sollen, also auf psychische Gesundheit. Je nach Krankheitsmodell lassen sich dabei verschiedene Begriffe psychischer Gesundheit aufzeigen, die den Modellen implizit zugrunde liegen. In einem ersten Schritt kann aus diesen Begriffen eine vorläufige Abgrenzung des Begriffs psychischer Gesundheit gewonnen werden.

1.2 Psychische Krankheit als Störung arttypischer Funktionen

Eine in der Psychiatrie stark vertretene Richtung versucht, den Begriff psychischer Krankheit am Begriff physischer Krankheit zu orientieren. So vermerkt Huber in seinem Lehrbuch der Psychiatrie: »Von psychiatrischen Krankheiten sprechen wir nur dann, wenn sie durch krankhafte Veränderungen des Leibes, durch bestimmte Organprozesse mit ihren funktionalen Folgen und (funktionalen oder morphologisch fassbaren) Bereichen bedingt sind.«[19] Damit ist das Definitionsproblem allerdings erst einmal nur auf eine andere Ebene verschoben, denn auch der Begriff physischer Krankheit muss definiert werden. Christopher Boorse steht für den Versuch, Krankheit als Störung »natürlicher Funktionen« zu definieren, die in »arttypischer Weise« Überleben und Reproduktion eines Organismus sichern.[20]

19 Huber, G.: Psychiatrie: Systematischer Lehrtext für Studenten und Ärzte. Stuttgart, New York, 1981, S. 24
20 Boorse, C.: What a Theory of Mental Health should be. In: Journal of Social Behavior 6, 1976, S. 62

An dieser Stelle könnte jedoch mit Engelhardt eingewendet werden, dass die Störung einer »arttypischen Funktion« keine notwendige Bedingung für die Feststellung einer Erkrankung sein kann. Engelhardt verweist in seiner Argumentation auf das Beispiel der Osteoporose, einer schmerzhaften Knochenentkalkung, die bei Frauen regelhaft nach der Menopause auftritt. Die »arttypische« Osteoporose als Folge der »arttypischen« hormonellen Umstellung nach der Menopause kann sicher nicht als artuntypische Funktionsstörung bezeichnet werden und gilt dennoch als Erkrankung.[21]

Dies widerspricht der Definition von Boorse, der explizit feststellt, dass der als Krankheit bezeichnete »innere Zustand des Organismus« nicht einfach »in der Natur der Art« liegen darf. Ein krankhafter Zustand muss demnach für die Art untypisch sein oder – wenn er doch typisch ist – dann wenigstens im Wesentlichen auf Umweltursachen zurückgeführt werden können.[22]

Der bei Boorse implizit gegebene Begriff psychischer Gesundheit kann aus seinem Krankheitsbegriff erschlossen werden. Wenn Krankheit bestimmte, arttypische Funktionen stört, als physische Krankheit »physiologische Prozesse«, als psychische Krankheit »geistige (mentale) Prozesse«, dann ist psychische Gesundheit (mental health) eben die ungestörte Ausübung psychischer Prozesse, die das arttypische Überleben und die Reproduktion sichern.[23] Boorses Argumentation steht und fällt also mit dem Verweis auf bestimmte »Standardfunktionen« im menschlichen Verhalten, die durch psychische Prozesse ausgeübt werden,[24] und zwar im Sinne einer Verursachung bestimmter Verhaltensweisen.[25] Als solche Standardfunktionen benennt er Wahrnehmung, Intelligenz und Gedächtnis, Triebe, Angst, Schmerz und Sprache.[26] Dass sie Standardfunktionen sind, soll ihre Konformität mit dem »Design« der »Art« sicherstellen, dass Boorse als »angeborene« Organisation zum Zwecke der Anpassung versteht.[27]

Damit stellt sich jedoch die Frage, was denn dann Psychiatrie von Neurologie, der Wissenschaft von den krankhaften Zuständen des Gehirns, unterscheiden soll. Boorse antwortet darauf, indem er die angedeutete Artikulation psychischer und psychologischer Funktionen sofort wieder einschränkt: ein psychisch definierter Krankheitstyp (als Beispiel für eine solche Erkrankung wird erstaunlicherweise »Ambivalenz gegenüber seinem Vater« gewählt) könne mit unterschiedlichen Zuständen des Gehirns verschiedener Patienten zusammenfallen.[28] Diese Argumentation für die relative Unabhängigkeit psychischer Prozesse von bestimmten Hirnfunktionen lässt jedoch erneut die Frage aufkommen, welches Kriterium denn garantieren soll, dass eine Funktion der Psyche eine »arttypische Standardfunktion« darstellt.

---

21 Engelhardt, T.: The foundation of Bio-Ethics Oxford, 1986, S. 171
22 Boorse, C., a. a. O., S. 63
23 a. a. O., S. 63
24 a. a. O., S. 64
25 a. a. O., S. 63
26 a. a. O., S. 64
27 a. a. O., S. 68 - 69
28 a. a. O., S. 66-67

Was hier angesprochen werden soll, ist das Problem kultureller Einflüsse, auf das bereits beim Verweis auf die »Natur der Art« angespielt wurde. Wenn Boorse die Störung psychischer Funktionen über den Begriff der »biologischen Dysfunktionalität«[29] mit der Störung psychischer Funktionen vergleichen will, die psychische Krankheit definieren soll, versucht er natürlich, sich einen möglichst kulturunabhängigen Raum zu erschließen. Tatsächlich kann argumentiert werden, dass die einfachen Symptome einer Störung des Zentralnervensystems, aus denen z. B. die Neurologie ihre Krankheitsbilder zusammensetzt, relativ kulturunabhängig vorliegen können. Muskelkraft und Muskelkonus, die Flüssigkeit und Zielgenauigkeit einfacher Bewegungen oder gar Muskeleigenreflexe, die ohne aktive Beteiligung des Untersuchten ausgelöst werden können,[30] stellen sich als relativ basale Phänomene dar, die in verschiedenen Kulturen einigermaßen gleichförmig zu beobachten sein sollten. Schon angebliche »Standardfunktionen« psychischer Prozesse wie die Schmerzwahrnehmung können jedoch in verschiedenen Kulturen unterschiedlich ausgeprägt sein. So kann sich Schmerz als seelischer oder körperlicher Schmerz, als Erschöpfung oder Depression im Erleben des Patienten manifestieren.[31]

Die Wissenschaft von physischen Krankheiten kann hier auf ein relativ erlebnisunabhängiges Kriterium ausweichen, das die subjektiv erlebten Symptome intersubjektiv standardisieren soll: das des organischen Korrelats, das durch pathologische (heute auch bildgebende, elektrophysiologische oder laborchemische) Methoden objektiviert werden kann.[32] Wenn Boorse jedoch auf der Eigenständigkeit und Variabilität psychischer Funktionen gegenüber physiologischen Zuständen des Gehirns beharrt, kann er nicht auf diese Form der Standardisierung an organpathologischen Befunden zurückgreifen. Er weicht dementsprechend auch auf ein Normalitätskriterium aus, um eine arttypische Funktion als solche zu charakterisieren: Eine »Theorie der Gesundheit« müsse auch eine »empirische Untersuchung« zurückgreifen, die eine Beschreibung liefern soll, »wie wir konstituiert sind«. Entscheidungskriterium ist dabei offenbar die Durchschnittsnorm: »Nur eine empirische Untersuchung kann zeigen, ob normale menschliche Wesen ein ausgeglichenes Temperament haben [...]«.[33] Wenn aber die Norm entscheidet, welches abweichende Verhalten, das zudem »Überleben« und »Reproduktion« gefährdet,[34] als psychisch krank zu gelten hat, dann sind Deserteure in der Zeit des Nationalsozialismus als geisteskrank zu klassifizieren.

Der Verweis auf kulturelle Besonderheiten greift hier nicht. Zum einen hat ihn Boorse gerade dadurch verunmöglicht, dass er »Standardfunktionen« psychischer Prozesse nicht durch Identifikation mit allgemeinen physiologischen Prozessen, sondern durch einen Abgleich an der – eben kulturell bestimmten – Norm definieren will. Zum anderen verwischt er aktiv die Grenze zwischen Kultur und

---

29 a. a. O., S. 71
30 Culver, C., Gert, B.: Philosophy in Medicine. Oxford, 1982, S. 115
31 a. a. O., S. 177
32 Engelhardt, T.: The foundation of Bio-Ethics. Oxford, 1986, S. 183 ff.
33 Boorse, C., a. a. O., S. 70
34 a. a. O., S. 76-77

»Biologie« bzw. Natur, wenn er argumentiert, dass »die kulturelle Umwelt eine Rolle in der natürlichen Selektion spielt. Aufgrund dieses Effekts sind psychische Gegebenheiten, die einem Individuum erlauben, innerhalb von Kulturen Erfolg zu haben, ein biologisches Phänomen«.[35] Auch in Kulturen werde also selektiert, und zwar nach den vorherrschenden psychischen Gegebenheiten; die ausselektierte, normierte Kultur ist dann ein biologisches Phänomen. Hätte der Faschismus in Europa gesiegt und erfolgreich alle Gegner und Dissidenten vergast, wäre dies also ein (natürlicher?) Selektionsprozess, und die psychischen Faktoren, die Individuen die Kollaboration und die damit das Überleben und die Reproduktion sicherten, wären »biologische Phänomene«. Dass, wenn die Nationalsozialisten gesiegt hätten, wir Menschen wie Hunde züchten würden, ist sicher keine neue Erkenntnis, dass aber die Faktoren, die zum Mitläufer prädestinieren, zur biologischen Norm erhoben werden und über den Status psychischer Gesundheit entscheiden sollen, erscheint doch als (sicher ungewollte, dennoch) überraschende Konsequenz der Boorse'schen Vermengung von Natur und Kultur. Um mit dieser Argumentation dem derzeit wieder aufkeimenden Neofaschismus keine »gesundheitstheoretische« Stütze zu liefern, muss allerdings darauf hingewiesen werden, dass auch umgekehrt ein Schuh daraus wird: Der verlorene Krieg wäre dann Ausdruck einer Ausstattung der Faschisten mit psychischen Gegebenheiten, die sich in einen natürlichen Selektionsprozess als minderwertig gezeigt haben und eigentlich ausselektiert werden müssten.

Wenn also die Gleichsetzung von Natur und Kultur nicht akzeptiert werden kann, muss ein anderes Kriterium als die Orientierung an der Durchschnittsnorm über die Gesundheit oder Krankheit psychischer Zustände entscheiden.

1.3 Die Definition von Krankheit als wertsetzender Akt

In bewusster Abgrenzung gegenüber Boorses Versuch, psychische Krankheit als objektivierbare Abweichung von einer arttypischen Norm zu definieren, betont Engelhardt den evaluativen Charakter der Krankheitsbegriffe.[36]

Engelhardt verweist auf die realitätsschaffende Wirkung der medizinischen Terminologie, die bestimmte Problemkonstellationen in ihre eigenen Begriffe übersetzt. Die medizinische Sprache verändere die vorgefundenen Probleme dabei insofern, als sie sie bewerte, mit standardisierten Konzepten beschreibe, mit bestimmten Erklärungsmodellen versehe und die soziale Realität der Kranken über die Rollenzuschreibung bestimme.[37] Probleme, die mit medizinischer Terminologie

---

35 a.a.O., S.78
36 Engelhardt, T.: The Languages of Medicalization. In: Engelhardt, T., a.a.O., S.157ff.
37 a.a.O., S.163ff.

erfasst und entsprechenden Therapieansätzen zugewiesen werden, seien dabei solche eines »Verfehlens« eines bestimmten Zustandes wie der Angst- oder Schmerzfreiheit, der menschlichen Form oder Anmut oder eines bestimmten Lebensziels.[38] Um ein solches Problem überhaupt als medizinisches und nicht etwa als religiöses oder rechtliches zu definieren und zur Lösung an Ärzte und nicht Juristen oder Priester zu überweisen, sei ein bewertender Akt notwendig.[39] Dieser orientiere sich zwar an Kriterien wie der Möglichkeit, den Zustand durch Aufbietung eigener Willenskraft direkt zu beeinflussen, oder an der Zuschreibbarkeit der Phänomene zu einer bestimmten Gruppe kausaler Erklärungen,[40] sei aber in strittigen Fällen, wie z. B. der Alkoholabhängigkeit, eine Frage der Plausibilität und Nützlichkeit und damit einer diskussionsfähigen Wertentscheidung.[41] Engelhardt nimmt dabei explizit Stellung gegenüber Boorses Ansatz, Krankheit »wertfrei« als Abweichung von einer arttypischen Norm feststellen zu wollen. Engelhardt verweist darauf, dass zur Feststellung einer Normabweichung die Norm selbst genau definiert sein müsse. Boorse vertrete ein eingeengtes Verständnis menschlicher Vollkommenheit, wenn er in einer an Platon erinnernden Sicht nach einer typischen Art und Weise suche, diese Vollkommenheit zu erreichen,[42] und dies mit Gesundheit gleichsetze. Am Beispiel der Homosexualität und der Sichelzellenanämie versucht Engelhardt, Boorses Ansatz zu falsifizieren. Was die Homosexualität betreffe, die für Boorse eine Krankheit sei, so zeigten empirische Untersuchungen, wie der Kinsey-Report, dass homosexuelle Erfahrungen in der Bevölkerung in einem quantifizierbaren Kontinuum vertreten seien und nicht mit einem dichotomen »Ja-nein«-Schema erfasst werden können, das Menschen einer angeblich arttypischen heterosexuellen und einer artunangemessenen homosexuellen Aktivität zuordnet. Zudem greife Boorses Definition der Gesundheit als Set arttypischer Funktionen zur Sicherung des »Überlebens« und der »Reproduktion« nicht. Ein homosexueller Mann mag zwar keine eigenen Kinder haben, könne jedoch z. B. die Kinder seiner Schwestern aufziehen und damit die Reproduktionschancen seiner Verwandten sowie indirekt seines eigenen Erbguts erhöhen.[43]

Umgekehrt erhöhe die Sichelzellanämie zwar die Chancen zur Reproduktion in Westafrika, da sie schwangere Frauen vor einer Malariainfektion schützt, kann aber dem betroffenen Individuum Schmerz und Leid zufügen. Wiederum sei es eine Frage der Bewertung, ob Sichelzellanämie als arttypische Variante des Bluttyps gelte oder nicht,[44] keine unabhängig von der jeweiligen Umwelt und von Werten zu treffende Entscheidung. Gerade das Konstrukt der arttypischen Funktion als gelungener, evolutionär erworbener Anpassung sei »kontext-spezifisch« und verweise auf eine bestimmte Umwelt, in der wir heute möglicherweise gar nicht mehr

---

38 a. a. O., S. 165
39 a. a. O., S. 192
40 a. a. O., S. 172
41 a. a. O., S. 192-193
42 a. a. O., S. 168
43 a. a. O., S. 168
44 a. a. O., S. 169

leben.[45] Engelhardt kritisiert an diesem Konstrukt nicht nur die Verallgemeinerung umweltspezifischer Anpassungsleistungen zu einer Idealnorm, sondern auch den rückwärtsgerichteten Blick einer solchen Idealisierung, der das Ergebnis vergangener Selektionsprozesse ohne Berücksichtigung der Geschichte als Norm festschreiben will.[46] Sein Bekenntnis zum Werturteil als integralen Bestandteil der Krankheitsdefinition zielt auf eine Einschränkung der Definitionsmacht von Experten, da somit Krankheit nicht aufgrund rein naturwissenschaftlich operationalisierbarer Kriterien, sondern nur mittels eines demokratischen Dialogs aller Beteiligten definiert werden kann.[47]

Engelhardts Vorgehensweise bleibt jedoch in einer Hinsicht unbefriedigend. Sie liefert kein Kriterium für Situationen, in denen ein solcher Dialog nicht möglich ist. Wenn z. B. im Falle eines Krieges ein Soldat nach einer akuten Stressreaktion nicht mehr kämpfen will, ist es von entscheidender Bedeutung, ob dieses Verhalten als »Kriegsneurose« diagnostiziert und mit dem Ziel der erneuten Kampftauglichkeit therapiert wird oder nicht.[48] In diesen Fällen führt der Mangel an allgemein akzeptierten »Normen psychischer Gesundheit« häufig dazu, dass sich Psychiater bzw. das »therapeutische Team« an ihrer Loyalität zur militärischen Organisation orientieren.[49] Mit dem Hinweis auf die Bedeutung der Willensfreiheit bzw. der Möglichkeit, ein Problem willentlich zu beeinflussen, deren Störung als Krankheitszeichen zu werten sei, hat Engelhardt allerdings eine Richtung vorgegeben, in der nach Kriterien für eine genauere Abgrenzung von psychischer Krankheit bzw. Gesundheit gesucht werden kann.

1.4 Psychische Krankheit als definierter Hirnzustand

Während Engelhardt gegenüber Boorse auf den evaluativen Aspekt des Krankheitsbegriffs verweist, geht Reznek einen anderen möglichen Weg, indem er versucht, psychische Zustände mit bestimmten Zuständen des Gehirns zu identifizieren. Diese Zustände des Gehirns sind dann entweder als physiologisch und damit gesund[50] oder als biologische Fehlfunktion und damit krank[51] zu klassifizieren. Widersprüchliche theoretische Ansätze oder Schulen in der Psychiatrie versucht Reznek durch die Verwendung von Kuhns Begriff des wissenschaftlichen Paradigmas als unterschiedliche Ausprägungen eines übergeordneten Paradigmas zu

---

45 a. a. O., S. 170
46 a. a. O., S. 194
47 a. a. O., S. 170 ff.
48 Camp, N. M.: The Vietnam War and the Ethics of Combat Psychiatry. American Journal of Psychiatry 150, 1993, S. 1003-1008
49 a. a. O., S. 1004 ff.
50 Reznek, L.: The philosophical defence of psychiatry. London, 1991, S. 138
51 a. a. O., S. 12

sehen, nämlich des medizinischen.[52] Das medizinische Paradigma umfasse ein Set von Theorien und Ansätzen, um abnormes Verhalten zu erklären, bestimmte Methoden, um diese Theorie und Ansätze zu überprüfen, sowie die Verwendung dieses Wissens, um abnormes Verhalten zu behandeln oder zu verhüten.[53] Im Einzelnen lasse sich das medizinische Paradigma mit elf verschiedenen Hypothesen beschreiben, die die Theorien, Methoden zu ihrer Überprüfung sowie Behandlungsansätze darlegten. Als wesentliche Hypothesen seien hier die kausale (»eine bestimmte Subgruppe abnormen Verhaltens ist durch Krankheit bedingt«) und die konzeptionelle (»Krankheit ist ein Prozess, der biologische Fehlfunktion verursacht«) angeführt sowie die methodologischen Überlegungen, denen zufolge die »wissenschaftliche Methode« Krankheiten identifizieren und Ursachen sowie Behandlungsmöglichkeiten erkennen lasse.[54]

Die Definition psychischer Krankheit als biologische Fehlfunktion soll die Objektivität und Wertfreiheit der psychiatrischen Diagnose sicherstellen. Problematische Zuordnungen wie die der Homosexualität zu den psychischen Erkrankungen ließen sich durch eine wissenschaftliche Untersuchung klären, die aussagen soll, ob eine biologische Fehlfunktion vorliegt oder nicht. Auch gegen die Psychiatrisierung von Dissidenten in der Sowjetunion lasse sich so vorgehen,[55] da »biologische Normen« unabhängig von ideologischen oder kulturellen Normen überprüft werden können.[56] Dieses medizinische Paradigma werde nun von verschiedenen anderen theoretischen Ansätzen herausgefordert, die Reznek jeweils als grundsätzlich in Übereinstimmung mit dem »medizinischen Paradigma« und damit als bloße Variationen dieses Paradigmas darzustellen versucht. Um dies zu erreichen, führt er den vom jeweiligen Paradigma als kausal für die Symptomatik angesehenen Zustand jeweils auf einen korrelierten Zustand des Gehirns bzw. Zentralnervensystems zurück. Wenn also ein psychodynamisches, der Psychoanalyse verpflichtetes Paradigma »Konflikte« als Ursache psychischer Symptome ansehe, so sei dies lediglich eine Beschreibung physiologischer, neurobiologischer Prozesse auf einer anderen Ebene des Verstehens.[57] Der als grundlegend angesehene Zustand des Nervensystems »verursache« das ungewöhnliche Verhalten, weshalb er selbst »ungewöhnlich« sei. Wenn das resultierende Verhalten »fehlangepasst« sei,[58] handele es sich eben um eine Krankheit, eine biologische Fehlfunktion.[59] Allerdings kann an dieser Stelle eingewandt werden, dass Reznek nicht scharf zwischen einem »korrelierten« und einem das Verhalten »kausal verursachenden« Zustand des Nervensystems unterscheidet. Fraglos gibt es wenige Einwände, jedem der Introspektion zugänglichen psychischen Zustand oder jeder objektivierbaren menschlichen Verhaltensweise einen korrelierten Zustand des Gehirns zuordnen zu wollen.

---

52 a. a. O., S. 11
53 a. a. O., S. 13
54 a. a. O., S. 12
55 a. a. O., S. 19-22
56 a. a. O., S. 23
57 a. a. O., S. 132
58 a. a. O., S. 136
59 a. a. O., S. 12

Etwas anderes ist es, diesen korrelierten Elementen eine eindeutige Rolle als »Ursache« bzw. »Wirkung« zuzuschreiben. Reznek versucht dies, wenn er behauptet, dass ein Zustand des Zentralnervensystems ein bestimmtes Verhalten »verursache«. Reznek legt sich im weiteren Verlauf seiner Argumentation allerdings nicht auf den Begriff der Verursachung fest, sondern postuliert an anderer Stelle nur eine Art Korrelation von Hirnzustand und Verhalten. So spricht er das eine Mal davon, dass ein bestimmtes Verhalten durch einen Hirnzustand »verursacht« werde, ein anderes Mal wird dagegen nur behauptet, eine Verhaltensweise werde durch einen Hirnzustand »verwirklicht«. Reznek chargiert also offensichtlich zwischen beiden Begriffen und verwendet sie wie Synonyme.[60]

Die Problematik einer solchen Gleichsetzung wird jedoch deutlich, wenn Reznek das verhaltenspsychologische Paradigma auf das medizinische zurückführen will. Das verhaltenspsychologische Paradigma vertritt ja, wie Reznek selbst einräumt, die These, dass es zwischen normalem und anomalem Verhalten keine klare Unterscheidung gibt, da beides das Resultat von Lernprozessen und nicht von zugrundeliegenden physiologischen oder krankhaften Vorgängen ist.[61] Diese Verhaltensweisen mögen jeweils mit einem neurobiologischen Korrelat verbunden sein, die Ursache abweichenden Verhaltens wird in den vorhergehenden Lernprozessen und nicht in einem zugrundeliegenden pathophysiologischen Prozess des Gehirns gesehen.[62] Über fehlangepasstes Verhalten wird jedoch aufgrund seiner »Abnormalität« gegenüber üblichem Verhalten und nicht gegenüber bestimmten, als physiologisch angesehenen Hirnprozessen entschieden. Denn auch wenn die medizinisch ausgerichtete Psychiatrie als Ursache der Depression eine »Verarmung an Noradrenalin«, einem erregend wirkenden Hirnbotenstoff, annimmt und dies durch Experimente zu objektivieren sucht,[63] ist dies kein sicheres Kriterium zur Diagnose einer Krankheit unter dem verhaltenspsychologischen Paradigma. Zum einen könnte nämlich die Noradrenalin-Verarmung ein reines Epiphänomen sein, dem selbst keine pathophysiologische Bedeutung zukommt und das auch mit anderen psychischen Zuständen (z. B. Müdigkeit, Erschöpfung, Angst) korreliert ist. Wenn ein solcher, von einer physiologischen Norm abweichender Zustand Korrelat auch anderer, durchaus als normal gewerteter psychischer Zustände sein kann, dann lässt sich »Krankheit« nicht durch einen Verweis auf den zugrundeliegenden »abnormen Zustand« des Gehirns definieren. Reznek sieht zudem die bereits bei Engelhardt angesprochene Möglichkeit, dass ein und derselbe psychische Zustand mit verschiedenen physiologischen Zuständen des Zentralnervensystems korreliert, hält sie aber für wenig wahrscheinlich. Denn zumindest eine »Gruppe« physiologischer Zustände müsse dann einen psychischen Zustand bestimmen. Die »Identität« von psychischen und physiologischen Zuständen werde

---

60 a. a. O., S. 136
61 a. a. O., S. 135-136
62 vgl. das Zitat von Tyrer und Steinberg, 1987, in: Reznek, L., a. a. O., S. 135
63 Reznek, L., a. a. O., S. 136. Der Verweis auf Noradrenalin stammt von Reznek und entspricht der damaligen Fokussierung neurobiologischer Forschung, deren Schwerpunkte sich nachfolgend auf andere Botenstoff- und Hormonsysteme verschoben haben.

zudem durch die Beobachtung gleichförmiger pathophysiologischer Zustände bei bestimmten psychischen Krankheiten unterstützt.[64] Das ist derzeit allerdings eher ein Desiderat als klinische Realität.

Zum anderen könnte man fragen, weshalb ein »abnormer« physiologischer Zustand wie eine »Noradrenalin-Verarmung«, selbst wenn sie immer nur mit »Depression« korreliert, als krankhaft zu werten ist. Krankheit ist entsprechend dem medizinischen Paradigma ja biologische Fehlfunktion. Die »gesunde« Funktion von Nervenzellen ergibt sich jedoch sicher nicht einfach aus der statistischen Abnormalität oder Seltenheit des Zustandes (so könnte die vermutete verminderte Noradrenalin-Ausschüttung ja ein stressreduzierender und damit gegenregulatorischer Vorgang sein). Auch an diesem Punkt chargiert Reznek zwischen verschiedenen Begriffen, die fast unmerklich immer mehr ins »Pathologische« verweisen.

So beginnt er damit, das von der Verhaltenspsychologie als »ungewöhnlich« bezeichnete Verhalten auf »ungewöhnliche« Zustände des Nervensystems zurückzuführen. Im nächsten Schritt spricht er dann von »fehlangepasstem« Verhalten, das durch einen »abnormen« neuralen Zustand bedingt sei.[65] Im Begriff des »Ungewöhnlichen« wird noch direkt die »Seltenheit« eines Verhaltens oder Zustandes als Kriterium seiner Auffälligkeit deutlich, der Begriff der »Abnormalität«, insbesondere in Verbindung mit einer vermutlich physiologischen Funktion von Nervenzellen, scheint bereits per se Krankheit anzuzeigen, obwohl inhaltlich eigentlich nichts Neues gesagt ist. Reznek konstatiert zwar selbst, dass es nicht nur qualitativ definierte Krankheiten gibt, sondern auch solche, die rein quantitativ von der Norm abweichen.[66] Dann wäre aber auch eine Größe von 2 Metern eine Krankheit. Notwendigerweise kommt also im medizinischen Paradigma der Verweis auf eine »Fehlfunktion« hinzu (»biological malfunction«). Derzeit ist es aber sicher noch spekulativ, die Funktion einzelner Nervenzellen für komplexe psychische Phänomene benennen zu wollen. Reznek selbst orientiert sich bei der Definition der Fehlanpassung am beobachtbaren Verhalten, das das erwünschte Resultat verfehlt. Damit sind wir aber wieder im Bereich des objektivierbaren Verhaltens angekommen, der zugeordnete neuronale Zustand mag so abnorm sein, wie er will, die Fehlfunktion und damit Pathologisierung des Verhaltens wird aus der Beobachtung seiner Konsequenzen abgeleitet, nicht aus dem biologischen Korrelat. Und genau diese Pathologie der unangepassten Verhaltensweise bestreitet die Verhaltenspsychologie, die darin eine reine Normabweichung sieht. Hier argumentiert Reznek jedoch recht erfolgreich, dass diese Normabweichung dennoch eine Krankheit ist, weil er unter der Hand ein weiteres Kriterium zur Definition einer Krankheit ins Spiel bringt: das unangepasste Verhalten, das mit einem abnormen Prozess im Zentralnervensystem korreliert sei, produzierte »Frustration und Leiden«.[67] Ohne das »Leid« als Definitionskrite-

---

64 a. a. O., S. 148-149
65 a. a. O., S. 136
66 a. a. O., S. 135
67 a. a. O., S. 136

rium in seinen Ausgangshypothesen ausdrücklich zu nennen, hat Reznek somit ein Kriterium eingeführt, das die leidige Frage zu lösen hilft, wann denn ein »abnormer« Hirnprozess als Krankheit zu werten ist: nämlich dann, wenn er Leid verursacht. Auf die Bedeutung dieser eher en passant eingeführten Hilfshypothese stützt sich Rezneks folgende Argumentation zur Bedeutung des evaluativen Vorgehens bei der Diagnose von Krankheiten.

Denn im weiteren Verlauf seiner Argumentation greift Reznek selbst die Hypothese des medizinischen Paradigmas an, dass Krankheit immer eine »Fehlfunktion«[68] bzw. gar eine »biologische Fehlfunktion« sei.[69] Seine Argumentation vertritt hier die grundlegende Bedeutung ethnischer Werte bei der Krankheitsdefinition. Reznek versucht am Beispiel sowjetischer Dissidenten zu zeigen, dass eine Überprüfung der Tatsachen zwar ergeben kann, dass Dissidenten nicht schizophren sind, da sie nicht dieselben Hirnveränderungen zeigen, dies belege jedoch nicht, dass sie nicht eine andere Form psychischer Erkrankung zeigen könnten. Denn eine Krankheit sei nicht durch eine bestimmte »zugrundeliegende Natur« definiert, sondern durch eine wertsetzende Entscheidung.[70] Als erklärendes Beispiel verweist Reznek auf die natürliche Besiedlung unserer Eingeweide mit Bakterien, die Diarrhoe verhindert und dennoch eine Infektion sei, die wir nur deshalb nicht als Krankheit bezeichnen, weil wir ihre Konsequenzen positiv bewerten. Auch »Abnormalität« ergebe keinen faktischen Hinweis auf Krankheit, wie die Untersuchung von Einsteins Gehirn zeige, das eine »abnorme« Zahl von Gehirnzellen enthielt.[71] Insbesondere die zweite Hypothese des medizinischen Paradigmas, dass psychische Krankheit einer biologischen Fehlfunktion entspreche, stellt Reznek in Frage. Er argumentiert, dass viele biologische Funktionen nicht dem Wohlergehen des einzelnen Organismus dienten. So gebe es eine Tintenfischart, deren weibliche Tiere nach der Eiablage aufgrund der Tätigkeit eines endokrinen Organs die Nahrungsaufnahme einstellten, sich nur um die Eier kümmerten und selbst verhungerten. Dieses Organ habe also eine biologische Funktion, die nicht dem Individuum diene.[72] Auch eine Störung der Fruchtbarkeit sei kein Krankheitskriterium, da kreative Menschen weniger und umgekehrt an Huntingtonscher Chorea erkrankte oder manische Patienten mehr Kinder als der Durchschnitt haben könnten.[73] Ebenso wenig lässt Reznek das Kriterium der Rationalität gelten, das er zum einen selbst als »wertgeladen« beschreibt. So würden wir einen Drogenabhängigen als irrational in seinem Verhalten bezeichnen, obwohl er seine stärksten Leidenschaften befriedigt, da das Ziel seiner Anstrengungen von uns nicht als wertvoll anerkannt wird. Zum anderen seien viele Symptome psychischer Krankheit wie Affekt- oder Antriebsstörungen nicht mit einem Rationalitätskriterium zu erfassen.[74]

---

68 a.a.O., S. 157
69 a.a.O., S. 12
70 a.a.O., S. 158
71 a.a.O., S. 159
72 a.a.O., S. 160
73 a.a.O., S. 160
74 a.a.O., S. 161

Die Widerlegung all dieser Versuche, das Krankheitskonzept an faktische Entscheidungen zu binden, zeige, dass das Konzept der Krankheit »wertbesetzt« sei. Dies bedeute nicht, einem Relativismus verfallen zu müssen, denn die sowjetische Zwangsbehandlung von Dissidenten könne aufgrund einer Ablehnung der zugrundeliegenden Werte erfolgen, die es ermöglichen, »kompetente« Menschen gegen ihren Willen zu behandeln.

Reznek hat damit einen Punkt angesprochen, der in seiner eigenen folgenden Krankheitsdefinition eine zentrale Rolle spielt, nämlich die Unfreiwilligkeit des krankhaften Prozesses: Reznek definiert Krankheit als unfreiwilligen »Prozess« im Gegensatz zu einem »statischen Zustand« wie der Trisomie 21, die keine Krankheit darstelle, also weder von einer konstruierten Norm abweiche noch Schaden zufüge oder am besten mit medizinischem Vorgehen zu behandeln sei.[75]

An die Stelle der »biologischen Zellfunktion« des medizinischen Paradigmas hat Reznek also die Abweichung von einer wertorientiert konstruierten Norm gesetzt. Das en passant eingeführte Kriterium des zugefügten Schadens oder Leidens unterscheidet Rezneks Konstruktion von Engelhardt evaluativen Krankheitsbegriff, ansonsten ist beiden die starke Betonung der Wertsetzung bei der Definition eines Zustands als Krankheit gemein.

Wenn Reznek aber somit den Begriff der »biologischen Fehlfunktion« als entscheidendes Kriterium ablehnt, stellt sich die Frage, wozu er überhaupt verschiedene Paradigmen psychischer Krankheit auf das medizinische Paradigma reduzieren wollte.[76] Vordergründig argumentiert Reznek mit der Bedeutung der kausalen Hypothese für das medizinische Paradigma, nach welcher »Krankheit« ein bestimmtes abnormes Verhalten verursachen soll. Die Identifikation abweichender Verhaltensweisen mit einem bestimmten biologisch zu definierenden Hirnzustand soll dann eine gleichförmige Verursachung psychischer Krankheit garantieren und so die Einheitlichkeit der Paradigmen belegen. Diese Reduktion nützt jedoch nichts im Hinblick auf die Krankheitsdefinition selbst, denn die krankhafte Abnomalität des Verhaltens wie des Hirnzustands soll ja nur durch eine konstruierte Norm und nicht als empirisch fundierte Tatsachenentscheidung erfolgen. Wie am Beispiel der Depression gezeigt, verweist Reznek auf die Fehlanpassung und das resultierende Leid depressiven Verhaltens und nicht auf eine vermutete biologische Fehlfunktion der korrelierten Noradrenalin-Verarmung, um diesen Zustand als Krankheit zu bezeichnen.

Die ganze Korrelation verschiedener Verhaltensweisen mit zugeordneten Hirnzuständen liefert also kein objektives Krankheitskriterium. Sie ermöglicht zwar eine interdisziplinäre Verständigung zwischen Verhaltenspsychologen und Psychiatern, falls beide Seiten eine Korrelation von Verhaltensweisen und biologisch objektivierbaren Hirnzuständen akzeptieren. Die von Reznek verteidigte »kausale Hypothese« (bestimmtes abnormes Verhalten wird durch Krankheit verursacht) rettet diese Korrelation jedoch nicht, denn nur bei einem – von Reznek offenbar angenommenen – Primat des Hirnzustands, der dann immer als Ursache

75 a.a.O., S.163
76 a.a.O., S.149

27

und nie als Begleitphänomen psychischer Vorgänge zu sehen ist, kann der vermuteten Korrelation überhaupt eine Kausalität zugesprochen werden. Plausible Argumente für diesen Übergang von einer Korrelation zu einer kausalen Interpretation legt Reznek jedoch nicht vor. Selbst wenn man ihm hier folgen will, hilft diese kausale Zuordnung von Hirnzuständen zu Verhaltensweisen nicht weiter, denn die das Verhalten verursachenden Hirnzustände müssen dann genauso als Krankheit gewertet werden wie das Verhalten selbst. Verhaltenspsychologen, die eine fehlangepasste Verhaltensweise als abnorm, aber nicht »krankhaft« ansehen wollen, könnten aber selbst dann auf ihrer Sicht beharren, wenn sie einräumen, dass vergangene Lernprozesse das Gehirn beeinflussen und dieser Hirnzustand kausal folgende Verhaltensweisen determiniert – die Krankhaftigkeit der Erscheinung bleibt eine Wertentscheidung.

Rezneks Versuch, widerstreitende Paradigmen in der Psychiatrie durch eine kausale Krankheitshypothese zu vereinheitlichen, läuft also Gefahr, die notwendige Diskussion zwischen verschiedenen Schulen, ob ein Zustand – unabhängig von seiner ätiologischen Zuordnung – so viel unfreiwillig zu ertragendes Leid mit sich bringt, dass er als Krankheit gewertet werden soll, dadurch zu komplizieren, dass alle konkurrierenden Paradigmen auf eine Art »Hirnmythologie« verpflichtet werden, ohne dass überhaupt ausreichende empirische Kenntnisse über die mögliche Korrelation von Verhalten und Hirnzuständen vorliegen, von kausalen Modellen ganz zu schweigen.

1.5 Psychische Krankheit als Leid ohne äußere Ursache

Schon Engelhardt hatte auf die Bedeutung der Unfreiwilligkeit für den Krankheitsbegriff verwiesen, und Reznek benötigte den Rückgriff auf individuelles Leiden, um eine Anomalität als Krankheit definieren zu können. Culver und Gert gehen einen Schritt weiter und gründen ihr gesamtes Krankheitskonzept auf die Erfahrung oder das erhöhte Risiko von individuellem Leid.[77] Damit vollziehen sie einen wichtigen Perspektivenwechsel, da Krankheit somit nicht als von einem unabhängigen Beobachter zu objektivierende Normabweichung bestimmter Funktionen definiert wird, sondern als ein Übel, das aus der Sicht des Patienten wahrgenommen werden kann. Als solche Übel definieren sie »Schmerz, Beeinträchtigung (›disability‹), Tod, Verlust von Freiheit oder Lebensmöglichkeiten (›opportunity‹) und Verlust von Lebensfreude«.[78] Dieser Perspektivenwechsel scheint ihre Hypothese nahe an den klinischen Alltag heranzuführen, in dem

---

77 Culver, C., Gert, B.: Philosophy in Medicine. Oxford, 1982, S. 81
78 a. a. O., S. 81 ff.

28

leidende Patienten ärztliche Hilfe aufsuchen, um dieses Leid heilen oder wenigstens lindern zu lassen. Allerdings könnte der Begriff der Krankheit so in unterschiedlichste individuelle Erfahrungen zersplittern. Dagegen setzte Culver und Gert zwei normative Aspekte: Zum einen soll es sich um Leid bzw. Übel handeln, die von allen »rational handelnden« Personen vermieden werden. Das schließt laut Culver und Gert nicht Situationen aus, in denen es vorteilhaft ist, krank zu sein, z. B. im Krieg – Krankheit sei zwar an sich (»intrinsically«) schlecht, könne aber einem guten Zweck dienen. Auch das z. B. religiös bedingte Erleiden von Schmerzen sei kein Argument gegen ihre Krankheitsdefinition, da zur Erklärung dieses Verhaltens z. B. von Anthropologen immer ein Grund genannt werden müsse. Krankheit seien also Übel, die von allen rational handelnden Menschen vermieden wurden, solange sie keinen adäquaten Grund haben, das nicht zu tun.[79] Als einen solchen möglichen Grund nennen Culver und Gert eine rationale Überzeugung oder eine Leidenschaft.[80] Beide Autoren sind also überzeugt, hier ein normatives, jedoch universelles und nicht kulturabhängiges Kriterium gefunden zu haben.[81]

Ein weiterer normativer Aspekt ist Culver und Gerts Verweis auf ein »erhöhtes Risiko«, an einem Übel zu leiden, das ebenfalls einen Zustand von Krankheit charakterisieren soll.[82] Ein solcher Hinweis ist sicherlich notwendig, um z. B. Patienten mit einem zufällig entdeckten, bisher klinisch asymptomatischen Hirntumor als krank bezeichnen zu können. Um aber von einem »erhöhten« Risiko sprechen zu können, muss das »normale« Risiko definiert werden – die Frage ist also, wo hier die Grenze zu ziehen wäre und was als »normal« gelten soll. Wenn der statistische Durchschnitt die Normalität definieren sollte, würde Übergewicht dann kein erhöhtes Krankheitsrisiko bedingen, wenn es häufig genug aufträte, um den statistischen Normbereich des Gewichts entsprechend nach oben zu verschieben. Um solche Schwierigkeiten zu vermeiden, verweisen Culver und Gert nicht auf ein »normales« sondern auf ein »arttypisches« Risiko, das aber wiederum entweder statistisch ermittelt oder normativ gesetzt werden muss. Immerhin definiert in diesem Ansatz nicht die Normabweichung von der Art per se Krankheit, sondern nur im Zusammenhang mit dem damit gegebenen Risiko, zu leiden. Allerdings sind in der Definition der erlittenen Übel, die als Krankheit gelten, mehrere Begriffe enthalten, die ebenfalls nur als Normabweichung zu definieren sind, nämlich die Begriffe der »Beeinträchtigung« und des Verlustes von »Freiheit« oder »Freude«. Der Begriff der »Beeinträchtigung« (»disability«) wird dabei von einer »Unfähigkeit« (»inability«) aufgrund fehlender Ausbildung oder Reife abgegrenzt, z. B. der Unfähigkeit zu lesen, die auf fehlender Schulbildung beruht. Eine »Beeinträchtigung« soll dagegen von einer »arttypischen« Fähigkeit abweichen, die alle Artgenossen unabhängig von einer bestimmten Ausbildung besitzen, z. B. zu sehen oder zu hören. Der Verlust solcher Fähigkeiten mit dem Alter stelle eine solche krank-

---

79 a. a. O., S. 70-71
80 a. a. O., S. 81
81 a. a. O., S. 71
82 a. a. O., S. 78 ff.

hafte Behinderung dar, während die Unfähigkeit von Neugeborenen, zu sprechen, Ausdruck fehlender Reife und nicht eine Behinderung sei.[83] Die Konsequenzen der mit dieser »Pathologisierung« altersabhängiger Funktionseinbußen einhergehenden Krankheitsdefinition im Sinne einer drohenden »Entmündigung durch Experten«[84] nach Illich müssen allerdings gegenüber einer ebenso möglichen Vernachlässigung der Leiden alter Menschen abgewogen werden. Auch der Verlust von Freude im Sinne der Anhedonie und der Verlust von Freiheit sind als Krankheitscharakteristika nur unter Bezug auf eine Norm definierbar. Sie werden als Verlust allgemeiner menschlicher Fähigkeiten aufgefasst, beispielsweise als Unfähigkeit eines schizophrenen Patienten, Freude zu empfinden, oder als Freiheitsverlust eines Menschen mit einer bestimmten Allergie, der nur noch in bestimmten Landesteilen leben kann oder nicht mehr die Wahl hat, bestimmte Lebensmittel zu konsumieren.[85]

Um den Freiheitsverlust eines Allergikers von dem eines Gefängnisinsassen unterscheiden zu können, führen Culver und Gert eine weitere Bedingung in ihre Krankheitsdefinition ein: Jemand hat dann eine Krankheit, wenn er sich in einen Zustand des Erleidens eines Übels (oder des erhöhten Risikos dafür) befindet, das in Abwesenheit einer unabhängigen Ursache auftritt, die diesen Zustand aufrechterhält. Ein Zustand des Unwohlseins in einem überheizten Raum wäre also auf eine äußere Ursache zurückzuführen und bei Beseitigung dieser Ursache beendet, während eine allergische Reaktion auf eine im Raum befindliche Katze dem betroffenen Individuum zuzuschreiben ist und auch nach Beendigung der Exposition anhalten würde. In beiden Fällen ist dennoch eine Ursache gegeben (Überhitzung bzw. eine Katze); Culver und Gert definieren aber als »unabhängige, den Zustand aufrechterhaltende Ursachen« nur solche, die als »abnorm« bezeichnet werden können. Im Fall des überhitzten Raumes würde jeder Mensch sich unwohl fühlen, also sei die Umwelt abnorm, nicht die leidenden Menschen. Dagegen weiche ein allergischer Mensch gegenüber der arteigenen Norm ab. Auch halte sein Leiden noch nach Entfernung der Katze an, so dass die Ursache des Leids in der Konstitution des betroffenen Menschen gesucht werden müsse, der als »krank« zu bezeichnen sei.

Als Ursache werde also im Sinne des »alltäglichen Sprachgebrauchs« (und nicht im »wissenschaftlichen Sinn«) das »abnorme Element« betrachtet.[86] Diese Definition verweist demnach wiederum auf eine arttypische Norm bzw. eine Normabweichung, die aber eben nicht als solche Krankheit anzeigt, sondern nur in Verbindung mit drohendem oder aktuellem Leiden der Betroffenen. Den so gewonnenen Krankheitsbegriff wenden Culver und Gert auch auf psychische Krankheiten an.

Psychische Krankheiten sind demnach Krankheiten, die außer dem Gehirn kein anderes Organ betreffen müssen und ansonsten alle Bedingungen der allgemeinen

---

83 a. a. O., S. 76-77
84 Illich, I.: Entmündigung durch Experten. Reinbek bei Hamburg, 1979, S. 7-35
85 Culver, C; Gert, B., a. a. O., S. 73-81
86 a. a. O., S. 75

Krankheitsdefinition erfüllen.[87] Eine Sehstörung, die die Funktion des Auges und des Gehirns betrifft, wäre demnach eine körperliche Erkrankung, während eine Störung kognitiver Funktionen auch ohne nachweisbares organisches Korrelat, z. B. eine psychogene Amnesie, eine psychische Erkrankung sei, da die kognitiven Funktionen ja auf der Funktionsfähigkeit des Organs Gehirn beruhen.[88]

Für den Ansatz von Culver und Gert offenbar schwierig einzuordnen sind Erkrankungen des Gehirns, die nur dieses Organ betreffen, z. B. ein Hirntumor. Entsprechend der Definition von Culver und Gert müsste es sich hier eigentlich um eine psychische Erkrankung handeln, da hier kein anderes Organ notwendigerweise beteiligt ist, um Schmerz oder eine Behinderung aufgrund dieser Erwartung zu erleiden. Traditionellerweise sind Hirntumore jedoch keine psychiatrischen, sondern neurologische Erkrankungen (vgl. Weltgesundheitsorganisation: ICD-10[89]), werden also nicht als rein »psychische Erkrankungen« gewertet. Recht unbefriedigend erscheint hier die Lösung der Autoren, die einräumen, dass es in diesen Fällen »willkürlich« sei, ob eine solche Erkrankung als psychische oder »physische (neurologische)« gewertet werden soll.[90] Immerhin kann man ihrer Definition entnehmen, dass ein Hirntumor dann als organische Erkrankung gewertet werden darf, wenn er die Sehbahn infiltriert und damit auch die Funktion des Auges beeinträchtigt, denn hier läge eine Behinderung sensorischer Funktionen vor,[91] auch wenn man argumentieren könnte, dass die Funktion des Auges ungestört ist und eben die Sehbahn im Gehirn betroffen ist. Erfolgreicher scheint hier Reznek vorzugehen, wenn er vorschlägt, als psychische Krankheiten solche Störungen zu definieren, die »höhere psychische Funktionen« beeinträchtigen, z. B. Funktionen der Wahrnehmung und der Bildung rationaler Überzeugungen.[92] Die Abgrenzung gegenüber neurologischen Krankheiten erscheint deshalb so wichtig, weil sonst jedes wissenschaftlich objektivierbare neuronale Korrelat einer psychischen Störung dazu führen könnte, diese Störung als organische Erkrankung des Zentralnervensystems zu definieren und der Neurologie zuzuschlagen, so dass die Psychiatrie letztlich nur noch mit »abweichendem« Verhalten in Abwesenheit einer identifizierbaren Organpathologie befasst wäre und sich gegen den Anspruch der Psychologie und Soziologie verteidigen müsste, den Umgang mit diesen Verhaltensweisen ganz aus dem medizinischen Forschungs- und Therapiebereich auszugliedern.

Die Übertragung des allgemeinen Krankheitsbegriffs von Culver und Gert auf den Bereich psychischer Krankheiten bringt noch einige Besonderheiten mit sich. Als »Beeinträchtigungen« werden beispielsweise solche des Willens und der kognitiven Leistungsfähigkeit aufgeführt.[93] Culver und Gert grenzen dabei ihr

---

87 a. a. O., S. 88
88 a. a. O., S. 90
89 Weltgesundheitsorganisation: Internationale Klassifikation psychischer Störungen, ICD 10, Kapitel V (F). Bern, Göttingen, Toronto, 1991, S. 35 ff.
90 Culver, C., Gert, B., a. a. O., S. 90
91 a. a. O., S. 90
92 Reznek, L., a. a. O., S. 12-14
93 Culver, C., Gert, B., a. a. O., S. 83-91

Konzept gegenüber der Krankheitsdefinition im DSM-III, dem Manual psychischer Erkrankungen der US-amerikanischen Psychiatrie, ab (die im DSM-5 weitgehend unverändert beibehalten wurde). Darin werden psychische Krankheiten als Syndrome definiert, die (typischerweise) mit Leid oder Behinderung verbunden seien. Weiterhin soll es aber beim Vorliegen einer Erkrankung den »Hinweis« geben, dass eine Dysfunktion im Bereich der biologischen oder psychischen Funktionen oder des Verhaltens vorliegt.[94] Culver und Gert kritisieren nun, dass zum einen der Begriff der »Dysfunktion« nicht definiert sei und insbesondere im Bereich des Verhaltens unklar erscheine.[95] Das »dysfunktionale Verhalten« z. B. bei Vorliegen einer Phobie oder Zwangserkrankung sei ja gerade die »Behinderung« durch die Erkrankung.[96] Culver und Gert führen diese unklare Verwendung des »Hinweises auf eine Dysfunktion« im DSM-III darauf zurück, dass den Autoren des DSM-III das Konzept einer »unabhängigen, den Krankheitszustand aufrecht erhaltenden Ursache« nicht zur Verfügung stand. Das Vorliegen eines Hinweises auf eine angebliche »Dysfunktion« verweise demnach ebenso auf das Individuum, wie die von Culver und Gert postulierte »Abwesenheit einer äußeren Ursache«, mit dem Vorteil, dass letztere Definition nicht solcher problematischen und unklar definierten Begriffe wie dem des »Hinweises« oder des »dysfunktionalen Verhaltens« bedarf.[97] Auch der Hinweis im DSM-III, dass die Störung nicht nur die Beziehung zwischen dem Individuum und der Gesellschaft betreffen darf, ist laut Culver und Gert wenig präzise. Offenbar soll diese Definition die Pathologisierung von Dissidenten wie in der Sowjetunion ausschließen. Ein solcher Konflikt zwischen Individuum und Gesellschaft sei aber auch dann nicht als Krankheit zu werten, wenn diese gesellschaftlichen Zustände der einzige und äußere Grund für das Leiden des Betroffenen wären und damit unter die Definition einer »äußeren, aufrecht erhaltenden Ursache« des Leidens fielen.[98] Dieser Argumentation Culver und Gerts kann sicher gefolgt werden, allerdings mit der Einschränkung, dass auch die Definition einer »äußeren, aufrecht erhaltenden Ursache« einer Normsetzung bedarf[99] und damit inhaltlich dieselben Probleme aufwerfen kann wie die Frage, wann eine psychische Funktion oder eine Verhaltensweise als dysfunktional bezeichnet werden darf. Was aber auf jeden Fall vermieden wird, ist die unklare Beziehung zwischen den Begriffen der »Beeinträchtigung« (»disability«) und der angeblich zugrundeliegenden »Dysfunktion« (»dysfunction«), wie sie im DSM-III postuliert wird.

Culver und Gert grenzen ihre Krankheitsdefinition gegenüber einem weiteren Modell psychischer Krankheit ab, wie es von Engel postuliert wird. Dieser bezeichnet als Krankheit einen Zustand des Leidens und der Funktionsbeeinträchtigung, der eine konstante Ätiologie und einen bestimmbaren Verlauf mit

---

94 American Psychiatric Association: Statistical Manual of Mental Disorders. DSM-III. Washington, D.C., 1980, S. 363; vgl.: dies., DSM-5. Washington, D.C., 2013
95 Culver, C., Gert, B., a. a. O., S. 94-95
96 a.a.O., S. 94
97 a.a.O., S. 94
98 a.a.O., S. 94
99 a.a.O., S. 94

festgelegten Symptomen aufweist.[100] Engels Vorgehen erinnert an eine von Boorse genannte Möglichkeit, psychische Gesundheit als Abwesenheit bestimmter psychischer Krankheiten zu definieren.[101] Diese einzeln bestimmten Krankheiten wären dann eben als Verlaufs-Syndrom-Einheiten mit oder ohne bekannte Ätiopathogenese definiert. Boorse verwirft diesen Ansatz jedoch als untauglich zur Definition psychischer Gesundheit, da aus einer funktionellen Störung nicht gefolgert werden kann, in welchem Ausmaß diese Funktion vorliegen muss, um Gesundheit zu garantieren. Was aber als Definition psychischer Gesundheit untauglich erscheint, könnte ja zur Definition psychischer Krankheiten ausreichen. Hier greift allerdings ein weiterer Einwand von Boorse, der bestreitet, dass per Abstraktion aus bestehenden Krankheitsbildern allgemeine Krankheitskriterien gewonnen werden können, da beim Vergleich einzelner Krankheiten ganz unterschiedliche Gemeinsamkeiten zwischen den einzelnen Erkrankungen erkannt werden könnten, die nicht notwendigerweise auf eine allgemeine Krankheitsdefinition verweisen.[102] Engel könnte hier argumentieren, dass als allgemeine Krankheitskriterien, die per Abstraktion aus definierten Krankheiten gewonnen werden könnten, eben Ätiologie, Pathogenese, Symptomatik, Verlauf und Behandlung gelten können. Im Sinne dieser Definition zitieren ihn Culver und Gert dann auch mit dem Argument, dass Trauer eine Erkrankung sei, da sie alle genannten Kriterien erfülle.[103] Culver und Gert wenden hingegen ein, dass eine bestimmte Symptomatologie nicht notwendig für die Definition einer Krankheit sei: Man könne sich leicht vorstellen, dass eine neuartige Infektionserkrankung in ihrer Ätiologie und Pathogenese sowie ihrer genaueren Symptomatologie und ihrem Verlauf unbekannt ist und dennoch sofort als Krankheit erkannt wird.[104] Zudem sei Engels Begriff des »konstanten ätiologischen Faktors«, der bei einer Krankheit notwendig vorliegen müsse, mehrdeutig. Einige dieser Faktoren seien »unabhängige, die Krankheit aufrecht erhaltende Ursachen«, andere nicht. Trauer über den Verlust einer nahestehenden Person sei durch eben diesen (anhaltenden) Verlust bedingt und würde sofort aufhören, falls die Person nur fälschlicherweise als tot gemeldet worden wäre und dieser Irrtum aufgeklärt würde.[105] Nur falls Trauer ungewöhnlich lang persistiere, würde die (abnorme) Ursache in der Person selbst gesehen werden und eine Krankheit diagnostiziert werden. Das Maß für die Länge der Trauer, ab der sie als »ungewöhnlich lang« bezeichnet werden könnte, liefere die »arttypische Norm«.[106] Culvers und Gerts Beschreibung erfasst hier sicher das klinische Vorgehen richtig, wenn zwischen Trauer und einer verlängerten Belastungsreaktion mit depressiver Symptomatik unterschieden werden soll. Allerdings sind in dieser Definition kulturspezifische Unterschiede wieder

---

100 George Engel zitiert nach Culver, C., Gert, B., a. a. O., S. 95
101 Boorse, C., a. a. O., S. 70
102 a. a. O., S. 70-71
103 Culver, C., Gert, B., a. a. O., S. 95-98
104 a. a. O., S. 95-96
105 a. a. O., S. 96
106 a. a. O., S. 98

einmal zu Gunsten einer angeblich existenten »arttypischen« Norm ausgeblendet worden.

Einen weiteren umstrittenen Bereich, auf den Culver und Gert ihre Krankheitsdefinition anwenden, stellen sexuelle Störungen dar. Laut Culver und Gert kann dabei zwischen »Ich-syntonen« und »Ich-dystonen« Phantasien und Verhaltensweisen unterschieden werden.[107] »Ich-syntone« Phantasien seien dabei niemals krankhaft, »Ich-dystone« immer, da sie in wechselndem Ausmaß Leid mit sich brächten. Dasselbe gelte natürlich für »Ich-dystone« sexuelle Verhaltensweisen.[108] Problematisch erscheinen »Ich-dystone« Verhaltensweisen, die nicht unter willentlicher Kontrolle stehen oder gesellschaftlich auffällig seien und allgemein abgelehnt würden. Der Verlust an willentlicher Kontrolle sei als besondere Form der Behinderung (»volitional disability«) ausreichend für die Diagnose einer Erkrankung. Die allgemeine gesellschaftliche Ablehnung eines öffentlich bekannten Verhaltens sei deshalb eine Krankheitsbedingung, weil der Betroffene, z. B. Homosexuelle, darunter leide.[109] Culver und Gert wollen ihre Krankheitsdefinition damit gegen die des DSM-III abgrenzen, das aus (vermutlich historischen) Gründen die Abweichung selbst zu pathologisieren scheine.[110]

Wenn das Leid aber nur wegen der Ablehnung der Gesellschaft erfolgt, stellt sich die Frage, wieso Culvers und Gerts eigenes Kriterium der »aufrechterhaltenden äußeren Ursache« hier nicht greifen soll. Es wären dann allein die gesellschaftlichen Normen, die Homosexuelle oder Pädophile oder Nekrophile pathologisierten, und die genannten Erscheinungen wären keinesfalls als Erkrankungen zu bezeichnen. Ein solches Argument beinhaltet aber eine unangemessene Gleichsetzung der auf gegenseitiger Freiwilligkeit basierenden Homosexualität erwachsener Personen mit Kindesmissbrauch oder Nekrophilie, d. h. mit Verhaltensweisen, die ohne Zustimmung des Partners bzw. Opfers erfolgen. Culver und Gert beachten das Argument nicht, dass die gesellschaftliche Verurteilung erwachsener, auf Freiwilligkeit beruhender Verhaltensweisen als äußere Ursache des Leidens angesehen werden könnte, das dann keinesfalls eine Erkrankung ist. Das Kriterium der Freiwilligkeit ist ihnen geläufig, sie erwähnen es aber nur als Ausweg aus Schwierigkeiten, in die die Definition des DSM-III führt, dass psychische Krankheit nicht nur aus einem Konflikt zwischen Individuum und Gesellschaft entspringen darf.[111] Da sie ihre eigene Krankheitsdefinition für geeigneter halten und die Schwierigkeit bei ihrer Anwendung auf die genannten Verhaltensweisen nicht sehen, ziehen sie eine Erweiterung ihrer Definition um das Kriterium gegenseitiger Freiwilligkeit nicht in Betracht. Im Gegenteil befürchten sie eher, dass es den Bereich »gesunden« sexuellen Verhaltens zu sehr auf heterosexuelle Kontakte mit zustimmungsfähigen Erwachsenen einengen könnte, während

---

107 a. a. O., S. 102 ff.
108 a. a. O., S. 101-104
109 a. a. O., S. 104
110 a. a. O., S. 165
111 a. a. O., S. 106

andersartiges Sexualverhalten nur aufgrund seiner Devianz als Krankheit gewertet würde.[112]

Was Pädophilie betrifft, weisen sie allerdings darauf hin, dass dieses Verhalten meist »Ich-dyston« und schon dadurch eine Krankheit sei.[113] Hier stellt sich aber die Frage, ob vollkommen »Ich-synton« ausgeführte Akte des Kindesmissbrauchs oder der Nekrophilie, wie sie beispielsweise – aber natürlich nicht nur – im Krieg vorkommen können, als krankhaft und damit als therapiebedürftig zu werten sind, oder ob sie nicht eher als kriminell und strafbedürftig klassifiziert werden sollten. Auf die Frage, ob die Anerkennung gegenseitiger Freiwilligkeit bzw. ihre Negation als Kriterium seelischer Gesundheit oder Krankheit verwertbar ist, soll später noch eingegangen werden.

Culver und Gerts Definition einiger Beeinträchtigungen, die als psychische Krankheit zählen, insbesondere des Verlusts der Fähigkeit allgemein anerkannte Tatsachen, zu glauben und des freien Willens, seien gesondert angeführt, da andere Autoren ihre Krankheitsdefinition allein auf diese Kriterien aufgebaut haben. Culver und Gert definieren Wahn als kognitive Unfähigkeit (»disability«), eine Aussage für wahr zu halten, obwohl der Betreffende mit überwältigenden Beweisen für die Wahrheit dieser Aussage konfrontiert ist. Als »überwältigende Beweise« werden dabei solche verstanden, die »fast jeden mit ähnlichem Wissensstand und vergleichbarer Intelligenz« überzeugen würden.[114] Gemeinhin wird Wahn als falsche Überzeugung definiert, an der unbeirrbar und »unzugänglich für Gegengründe« festgehalten werde.[115] Die Schwierigkeit einer solchen Definition ist die, dass entsprechend unserer Alltagserfahrung wir alle an Aussagen festhalten, die uns als wahr erscheinen. Das unbeirrbare Festhalten an einer Aussage kann also nur dann als Wahn bezeichnet werden, wenn bereits feststeht, dass die Aussage falsch ist. Paranoiker und Psychiater sind aber genau in diesem Punkt unterschiedlicher Meinung, und der Verweis auf die »Realität« als Norm, an der sich die Wahrheit einer Aussage überprüfen lässt, führt in weitere Probleme mit der Definition dieser Realität. Wenn beispielsweise als Aussage über die Realität nur solche Aussagen zugelassen werden, die »wissenschaftlichen« Kriterien standhalten,[116] könnte mit Popper auf das Kriterium der Falsifikation einer Aussage verwiesen werden.[117] Demnach gelten solche Aussagen als widerlegt, die entsprechend einem Konsens aller vernünftigen Menschen als einfache, der Beobachtung zugängliche »Basissätze« falsifizierbar und falsifiziert sind.[118] Sollte ein »Paranoiker« also einen solchen Basissatz aufgrund seines Wahns nicht als falsifiziert anerkennen, müsste die wahnhafte Überzeugung als widerlegt gelten – allerdings dann und nur dann, wenn bereits vorher festgelegt ist, dass dieser »Paranoiker« nicht zu den »vernünf-

---

112 a. a. O., S. 105-107
113 a. a. O., S. 104
114 a. a. O., S. 113
115 vgl. Huber, G., a. a. O., S. 172-173; vgl. Jasper, K.: Allgemeine Psychopathologie. Heidelberg, Berlin, 4. Auflage, 1946, S. 80
116 Hartmann, H.: Ich-Psychologie . Stuttgart, 1960
117 Popper, K.R.: Die Logik der Forschung. Tübingen, 1984, S. 8 ff.
118 a. a. O., S. 18

tigen« Menschen gehört, deren Konsens notwendig ist, um diesen Basissatz als falsifiziert zu klassifizieren.[119] Damit ist das Problem jedoch lediglich auf eine andere Ebene verschoben.

Culver und Gerts Kriterium der Unfähigkeit, etwas zu glauben, bedarf natürlich auch der Normsetzung, nämlich der Entscheidung, ab wann Beweise als »überwältigend« zu definieren sind, so dass das Beharren auf der Negation einer Aussage trotz »überwältigender« Beweise als wahnhaft zu gelten hat. Die Unschärfe dieser Normsetzung wird in Culver und Gerts Zusatz deutlich, dass diese überwältigenden Beweise »fast jeden« mit ähnlicher Intelligenz und Bildung überzeugen würden. Denn was ist mit jenen, die nicht unter die Personen zu zählen sind, die als »fast jeder« benannt werden - sind die alle als paranoid zu bezeichnen? Offenbar ja nicht, sonst wäre das Argument zirkulär, paranoid wären dann die, die eine Aussage nicht glauben können, die jeder – mit Ausnahme der Paranoiden – mit ähnlichem Bildungsstand und entsprechender Intelligenz glauben würde. Die Definition von Culver und Gert liefert also kein »objektives«, absolutes Kriterium für Wahn. Was sie aber eröffnet, ist eine andere Sichtweise auf »Paranoiker« die nicht fragt, warum sie Aussagen verteidigen, die sie nun mal für wahr halten, sondern warum ihr Verhalten in der Konfrontation mit Beweisen für eine alternative Hypothese so vom Verhalten der Mehrheit abweicht. Es stellt sich also die Frage nach einer möglichen Unflexibilität oder Unfreiheit, eine Aussage aufgrund bestimmter Wahrnehmungen zugunsten einer anderen aufzugeben. Natürlich ist es möglich, dass eine solche Person die konkurrierenden Wahrnehmungen und die mit ihnen verbundene alternative Theorie nicht für glaubwürdig hält, weil sie ihr nicht intern konsistent erscheinen oder Argumente ihrer unmittelbaren Beobachtung und Prüfung nicht zugänglich sind. Es könnte aber auch ein emotionales Interesse an der Beibehaltung einer Aussage trotz schlüssiger »Gegenbeweise« deutlich werden, das die Genese dieses auffälligen Verhaltens zu erklären hilft.

Eine weitere, für Culver und Gert zentrale Behinderung, die psychische Krankheit definiert, ist der Verlust des freien Willens. Dieser ist laut Culver und Gert nur im Zusammenhang mit der Durchführung von Handlungen zu erschließen.[120] Sie unterscheiden dabei zwischen »Körperbewegungen ohne Handlungscharakter«, z. B. Muskeleigenreflexen oder Bewegungen im epileptischen oder hysterischen Anfall, und »Handlungen«, wobei Bewegungen ohne Handlungscharakter »unabhängig vom Willen des Betroffenen« erfolgen sollen.[121] Innerhalb der Handlungen unterscheiden sie intendierte und nicht-intendierte Handlungen. Zu letzteren sollen die meisten Unfälle zählen, wenn z. B. beim intendierten Greifen nach dem Salzstreuer unbeabsichtigt ein Glas Wasser umgestoßen wird.[122] Im

---

119 Heinz, A.: Anthropologische und evolutionäre Modelle in der Schizophrenieforschung. Teil 3: Das regressive Wunschdenken und die herrschende Wirklichkeit als Wirklichkeit der Herrschenden. Berlin, 2002
120 Culver, C., Gert, B., a. a. O., S. 110
121 a. a. O., S. 124
122 a. a. O., S. 115

Gegensatz dazu seien freiwillige bzw. unfreiwillige Handlungen immer intendiert. Um sie als »freiwillig« klassifizieren zu können, müssen sie jedoch auch unterlassen werden können.[123] Genau das sei bei einer Substanzabhängigkeit oder einer Zwangserkrankung nicht der Fall, die Willensfreiheit sei hier nicht gegeben. Der Zwangskranke, der seine Hände hundertmal am Tage waschen muss, beabsichtige zwar dieses Händewaschen, könne es aber nicht unterlassen. Die Handlung sei also als intendiert, aber unfreiwillig (»intentional involuntary action«) zu klassifizieren.[124]

Im Gegensatz zu einer »unfreien« Aktion (die immer Willensfreiheit voraussetze) lägen bei der unfreiwilligen Aktion keine »zwingenden Anreize« vor, diese Aktion durchzuführen. Solche »zwingenden Anreize«, die eine Handlung unfrei werden lassen, seien mit dem Erleiden bedeutsamer Übel bei Unterlassung der Handlung verbunden. Ein drohender Tod oder eine schwere Behinderung wären als solche »zwingenden Anreize« zu definieren.[125] Culver und Gert sehen den Vorteil Ihrer Unterscheidung zwischen beabsichtigten und freiwilligen Handlungen in der Definition der Zwänge und Phobien gegeben. Deutlich werde dies gegenüber der Definition des DSM-III, das diese Unterscheidung nicht kenne und beispielsweise Zwänge als »scheinbar sinnvolle Verhaltensweisen« beschreibe, die mit einem »Gefühl objektiven Zwangs« und einem »Verlangen, dem Zwang zu widerstehen«, verbunden seien.[126] Culver und Gert wenden hier ein, dass mit der Aussage »scheinbar sinnvolle Verhaltensweisen« offenbar das Kriterium der Absichtlichkeit der Durchführung gemeint sei. Der Ausdruck des DSM-III sei aber ungeeignet, da als Zwänge auch offenbar unsinnige Verhaltensweisen gelten würden, wie der Versuch, beim Gehen nicht auf die Spalten zwischen den Trottoirplatten zu treten.[127] Zudem könne ein Zwang auch dann vorliegen, wenn nie der Versuch erfolgt sei, ihm zu widerstehen.

Laut Culver und Gert könne die Unfreiwilligkeit der Handlungen unabhängig vom bisherigen Widerstand des Betroffenen gegen den Zwang dadurch festgestellt werden, dass er mit unterschiedlichen Anreizen konfrontiert werde, die Handlung zu unterlassen, ohne dass er dies tun könne. Sollte er die Handlung auch dann durchführen, wenn diese Anreize, sie zu unterlassen, ihm als »zwingend« im Sinne der oben angegebenen Definition erschienen, wäre die Aktion mit Sicherheit als zwanghaft zu beschreiben.[128] Diese Definition der Unfreiwilligkeit einer Handlung sei unabhängig von der ätiologischen Erklärung dieser Unfreiwilligkeit. Hier könne die Psychoanalyse auf Schuldgefühle verweisen, die starke Ängste hervorriefen, falls z. B. ein Mann sich nach der Masturbation nicht zwanghaft die Hände wäscht, während die Verhaltenspsychologie postulieren kann, dass der Patient so durch Lernprozesse konditioniert wurde, dass er sich nur entsprechend einem ganz be-

---

123 a. a. O., S. 116
124 a. a. O., S. 118-119
125 a. a. O., S. 111-116
126 Vgl. American Psychiatric Association, 1980, a. a. O., S. 235
127 Culver, C., Gert, B., a. a. O., S.118
128 a. a. O., S. 119

stimmten Muster von Verstärkern verhalten kann – die Unfreiwilligkeit der Zwangshandlungen könne unabhängig von ihrer kausalen Erklärung postuliert werden.[129]

Eine solche Unfreiwilligkeit bzw. ein Verlust der Willensfreiheit liege auch bei Substanzabhängigkeit und bei bestimmten Symptomen einer Phobie vor, wenn z. B. ein Patient mit Klaustrophobie einen Fahrstuhl nicht betreten könne.[130] An dieser Stelle kann jedoch gefragt werden, ob das Auftreten starker Ängste bei der Unterlassung einer Zwangshandlung oder in der Konfrontation mit dem Objekt einer Phobie den Patienten nicht zur Ausführung bzw. Unterlassung bestimmter Handlungen zwingt und diese Handlungen somit als »unfrei« und nicht als »unfreiwillig« zu klassifizieren seien.

Culver und Gert könnten hier einwenden, dass »unfreie« Handlungen aufgrund »zwingender Anreize« erfolgen, zu denen nur der drohende Tod und eine schwere Behinderung,[131] aber eben nicht das Auftreten starker Ängste zählen. Diese normative Auswirkung der Schwere oder Bedeutsamkeit drohender Übel könnte jedoch mit dem Verweis auf individuelle Unterschiede in Frage gestellt werden. Den Weg einer möglichen Unterscheidung zwischen von außen drohenden Übeln (Tod oder Behinderung), die eine erzwungene Aktion »unfrei« werden lassen, und »inneren« Übeln wie Ängsten, die eine Aktion »unfreiwillig« erscheinen lassen, beschreiten Culver und Gert nicht. Dies offenbar deshalb, weil sie den Verlust der Willensfreiheit z. B. bei Patienten nicht an das Auftreten von Ängsten koppeln wollen: Die dauerhafte Vermeidung einer phobisch besetzten Situation sei auch dann ein Verlust der Willensfreiheit, wenn nie bewusst Angst aufgetreten sei. Deshalb sei der Verlust der Willensfreiheit als Behinderung aufzufassen und unabhängig vom Auftreten von Angst ein Kriterium für das Vorliegen einer psychischen Krankheit.[132]

Hier könnte jedoch eingewendet werden, dass ein Patient zwar die Situation A konstant vermeiden mag, ohne je Angst in dieser Situation verspürt zu haben, dass er aber zuvor in Situation B heftige Angst verspürt hat, und nun nicht nur Situation B, sondern aufgrund einer Generalisierung auch Situation A vermeidet,[133] möglicherweise aus »Angst vor der Angst«. Angst und (unfreiwilliges) Vermeidungsverhalten wären dann zwar begrifflich zu trennen, aber inhaltlich dennoch konstant miteinander verbunden. Der Unterschied wäre der, dass Angst ein nicht-objektivierbares inneres Gefühl (evtl. korreliert mit objektivierbaren Körperreaktionen), Vermeidungsverhalten ein objektivierbares Verhaltensmuster ist. Beide Begriffe könnten ein und dasselbe Phänomen auf verschiedenen Beobachtungsebenen beschreiben. Andererseits könnte das Vermeidungsverhalten statt aus »Angst vor der Angst« auch aufgrund eines niedrigen Selbstvertrauens auftreten, also eines erlernten Gefühls oder einer erlernten Kognition

129 a. a. O., S. 112
130 a. a. O., S. 119-120
131 a. a. O., S. 111
132 a. a. O., S. 116
133 Reznek, L, a. a. O., S. 151

bezüglich der eigenen Unfähigkeit, bestimmte Situationen kontrollieren zu können.[134]

Eine begriffliche Unterscheidung zwischen Angst und dem Verlust der Willensfreiheit erscheint also als durchaus angemessen. Unter Verweis auf das Vorgehen der Verhaltenstherapie könnte jedoch auch die Definition von Zwängen als Verlust der Willensfreiheit in Frage gestellt werden. Wenn Zwangshandlungen intendiert, aber unfreiwillig sind, müssten sie ja per definitionem selbst dann durchgeführt werden, wenn »nicht zwingende« oder sogar »zwingende« Anreize gegen ihre Durchführung stehen würden.[135] In der Verhaltenstherapie lernt ein Patient jedoch auf dem Weg der schrittweisen Desensibilisierung oder des plötzlichen Überflutens durch die gefürchtete Situation (in diesem Fall z. B. des Unterlassens des Händewaschens), die auftretende Angst auszuhalten und damit die Angstreaktion (das Auftreten der Angst bei Unterlassung der Zwangshandlung) zu löschen, wodurch die Zwangshandlung ihren »zwingenden« Charakter verliert.[136] Das heißt also, dass die Fähigkeit, eine Handlung zu unterlassen, bei Zwangserkrankten unter bestimmten Bedingungen durchaus gegeben ist, z. B. unter denen der Verhaltenstherapie. Die Verhaltenstherapie kann dabei ebenfalls als »nicht-zwingender« Anreiz aufgefasst werden, eine Handlung zu unterlassen. Entsprechend der Definition von Culver und Gert besteht aber dann Willensfreiheit (»volitional ability«), wenn ein Mensch glaubt, dass es »nicht-zwingende« Anreize für das Unterlassen einer Handlung gibt (eben die Verhaltenstherapie) und sie dann zumindest manchmal unterlässt.[137]

Culver und Gert könnten einwenden, dass das Auftreten der Zwangshandlung in der Regel trotz »nicht-zwingender« oder gar »zwingender Anreize« erfolgt,[138] z. B. trotz des Auftretens rissiger Haut oder anderer Hauterkrankungen infolge des Waschens, auch wenn solche dem Verhalten entgegenstehenden Anreize die Häufigkeit seines Auftretens beeinflussen können. Eine solche, auf quantitative statt auf kategoriale Unterschiede verweisende Definition wäre sicher näher an der klinischen Wirklichkeit, in der einzelne Symptome oft nicht einfach vorliegen oder abwesend sind, sondern in unterschiedlichem Ausmaß auftreten. Trotzdem stellt sich bei einer solchen Definition die Frage nach der Grenzziehung, d. h. nach der Häufigkeit, mit der unfreiwilliges Verhalten auftreten muss, damit von einem Verlust der Willensfreiheit gesprochen werden kann. Zudem stellt sich die bereits angesprochene Frage, ob Zwangshandlungen, die von den betroffenen Patienten ja durchaus eine gewisse Zeit unterbrochen oder hinausgezögert werden können und zudem unter der Bedingung einer Löschung konditionierter negativer Reaktionen, wie der Angst, ganz aussetzen können, nicht als »freiwillige«, sondern als »unfreie«

---

134 Bandura, A.: Self-efficacy: Towards a unifying theory of behavioral change. Psychological Review 84, 1977, S. 191-215

135 Culver, C., Gert, B., a. a. O., S. 119

136 Baade, S., Borck, J., Koebe, S., Zumvenne, G.: Theorien und Methoden der Verhaltenstherapie, Forum für Verhaltenstherapie und psychosoziale Praxis, Bd. 1, München, 1983, S. 52-69

137 Culver, C., Gert, B., a. a. O., S. 111

138 a. a. O., S. 110

Handlungen angesehen werden müssten. »Freiwillig« deshalb, weil der Betroffene sie kurzzeitig durchaus kontrollieren kann, »unfrei«, weil »zwingende« Wünsche, wie übermäßige Angst oder Unsicherheit, schließlich doch zur Durchführung der Zwangshandlung führen können.

1.6 Psychische Krankheit als Verlust der Willensfreiheit

Eine genaue Abgrenzung der Kategorie der »unfreiwilligen« von der »unbeabsichtigten« und den »unfreien« Handlungen erscheint schon deshalb so wichtig, weil einige Autoren, wie z. B. Tugendhat, unter Bezug auf Kubie auf den Verlust der »Autonomie« bzw. der Willensfreiheit verweisen, wenn sie psychische Krankheit charakterisieren wollen.[139] Kubie definiert dabei psychische Gesundheit als »Freiheit und Flexibilität«, durch Erfahrung zu lernen, sich zu »verändern« und an »sich verändernde äußere Umstände […] anzupassen«. Dagegen sei neurotisches Verhalten »durch automatische Wiederholung, unabhängig von der Situation« charakterisiert.[140] Dieses neurotische Verhalten sei dann gegeben, wenn das »System Unbewusst« (das »unbewusste System«[141] oder auch »unbewusste Kräfte« genannt) in der Determinierung von Verhaltensweisen bestimmend seien.[142] Kubie weist darauf hin, dass dabei nicht der »unbewusste« Prozess selbst als abnormal zu klassifizieren sei, sondern das resultierende Verhalten, allerdings eben in Abhängigkeit davon, ob unbewusste Kräfte oder eine Allianz aus bewussten und vorbewussten (d. h. momentan nicht bewussten, aber prinzipiell bewusstseinsfähigen) Kräften das Verhalten dominiere.[143]

Um zu verstehen, warum Kubie unbewussten Prozessen einen realitätsfreien Drang zur endlosen Wiederholung zuschreibt, muss sein Konzept des symbolischen Prozesses angeführt werden. Kubies Konzeptionalisierung geht auf Freud zurück, der den Neugeborenen eine nicht an der Realität, sondern nur an den Bedürfnissen orientierte Denkweise zuschrieb, den »Primärprozess«, der zur halluzinatorischen Wunschbefriedigung führe. So halluziniere das Neugeborene beispielsweise beim Auftreten von Hunger den Zustand der Bedürfnisbefriedigung, werde dann zunehmend unruhig und deshalb schließlich gefüttert, so dass halluzinierte und reale Bedürfnisbefriedigung zusammenfallen.[144] Erst im weiteren Verlauf der Entwick-

139 Tugendhat, E.: Probleme der Ethik. Stuttgart, 1987, S. 53-55

140 Kubie, L.: The fundamental distinction between normality and neurosis. In: Ders. Symptom and neurosis. Selected Papers, hrsg. von Schlesinger, H. J.; New York, 1978, S. 142

141 a. a. O., S. 143

142 a. a. O., S. 144

143 a. a. O., S. 144-145

144 Freud, S.: Gesammelte Werke (GW), Bd. VIII, 5. Auflage. Frankfurt/M., 1977, S. 232 (Anm.)

lung erlerne das Kind, über motorische Aktivitäten die Umwelt so zu verändern, dass sie zur Bedürfnisbefriedigung genutzt werden kann. Dazu ist Aufschub der (halluzinierten) Bedürfnisbefriedigung notwendig und eine bewusste Auseinandersetzung mit der Realität, von Freud »Sekundärprozess« genannt.[145] Diese äußerst spekulativen Aussagen über das Seelenleben des Neugeborenen versuchte Freud aus der Beobachtung schizophrener Patienten abzuleiten (genauer gesagt aus der Textanalyse der Aufzeichnungen des schizophrenen Senatspräsidenten Schreber), da schizophrene Patienten laut Freuds Theorie auf die Stufe des Autoerotismus bzw. Narzissmus mit halluzinatorischer Wunschbefriedigung regredieren.[146] Eine spekulative These über die Pathogenese der Schizophrenie führte also zur nicht minder spekulativen Annahme bestimmter Denkmuster, die das Neugeborene charakterisieren sollen. Die Gewagtheit einer solchen Hypothesenbildung soll an dieser Stelle nicht weiter diskutiert werden. Stattdessen soll nur festgehalten werden, dass hier bereits eine Assoziation des »Sekundärprozesses« mit der bewussten Wahrnehmung der »realen« Umwelt und mit zielgerichteten Verhaltensweisen erfolgte, die gegenüber unbewussten Primärprozessen abgegrenzt werden, die nur zur symbolischen halluzinatorischen Wunschbefriedigung führen, die endlos wiederholt werden muss, bis äußeres Eingreifen den Säugling sättigt.[147] Kubie greift diesen Aspekt Freud'scher Theoriebildung auf, wenn er neurotische Symptome als symbolische Ersatzbefriedigungen bezeichnet, die niemals befriedigt werden können und deshalb endlos wiederholt werden müssen.[148] Kubie erkennt dabei allerdings den kreativen Wert von Symbolisierungen an, der jedoch nur dann gegeben sei, wenn vorbewusste und bewusste Kräfte den symbolischen Prozess dominieren.[149]

Im Gegensatz zu diesen bewusst oder vorbewusst gesteuerten Symbolisierungen seien die unbewusst durch primärprozesshaftes Wunschdenken gesteuerten Symbolisierungen als im Hinblick auf eine reale Umweltbeeinflussung gänzlich uneffektiv zu werten. So vertritt Freud die Auffassung, dass das magische Denken der sogenannten »Primitiven« ein narzisstisches Wunschdenken sei, das auf derselben Entwicklungsstufe wie das primärprozesshafte Denken des Säuglings stehen soll.[150] Die hier offen zutage tretende Infantilisierung nicht-europäischer Kulturen ist nur vor dem Hintergrund der zeitgenössischen, rassistischen Sicht auf kolonialisierte Völker zu verstehen.[151] Es erscheint nach der genannten Argumentation völlig unklar, wie diese Völker bisher, ohne den rettenden Eingriff des europäischen Imperialismus, gefangen in halluzinatorischer Wunschbefriedigung, überhaupt überleben konnten und im Alltag nicht einfach verhungerten (man

145 Freud, S.: GW, Bd. II/III, a. a. O., S. 572
146 Freud, S.: GW, Bd. VIII, a. a. O., S. 313 + 234-236. Zum Unterschied der Regression in das Stadium des Narzissmus bzw. Autoerotismus vgl. Heinz, A., 2002, a. a. O., Kap. 22 S. 56 ff. und Kap. 24.6 S. 63 ff.
147 Freud, S.: GW, Bd. VIII; a. a. O., S. 230-238
148 Kubie, L., a. a. O., S. 137
149 a. a. O., S. 139
150 Freud, S., GW, Bd. IX, a. a. O., S. 111
151 Heinz, A., 2002, a. a. O., Kap. 55 S. 163 ff.

vergleiche ihre Situation mit der des angeblich auf gleicher geistiger Stufe stehenden Säuglings, der von außen gefüttert werden muss). Für das weitere Verständnis der Argumentation Kubies muss festgehalten werden, dass nach dieser Auffassung Säuglinge und Primitive ein quasi ursprüngliches Unbewusstes darbieten, das nur dann zielgerichtet aus der Erfahrung lernen kann, wenn es nach Reifung bei Bedarf durch Introspektion bewusst werden kann.[152] Diesem ursprünglichen Unbewussten steht in der Konzeption Freuds[153] wie Kubies[154] das erst durch Verdrängung unbewusste Gemachte gegenüber. Entsprechend der Freud'schen Neurosenlehre wird eine Vorstellung, die einen Trieb repräsentiert,[155] dann verdrängt, wenn »höhere Schichten des Seelenlebens« diesen Triebabkömmling verwerfen.[156] Das Verdrängte versucht nun weiter, das Handeln zu bestimmen (Freud ist hier eine Antropomorphisierung des Ubw vorgeworfen worden[157]), und aus der Kompromissbildung zwischen Verdrängung und Verdrängtem entsteht letztendlich das neurotische Symptom.[158] Es ist somit verständlich, dass das Symptom als Repräsentation des Verdrängten,[159] verzerrt durch die seelische »Zensur«,[160] nur eine symbolische Ersatzbefriedigung des verdrängten Triebwunsches darstellen kann, die nie zur Sättigung, sondern nur zur endlosen Wiederholung führt.[161]

In der endlosen Wiederholung realitätsferner, unerfüllt bleibender Triebhandlungen gleichen sich laut Kubie die Manifestationen des (primär oder sekundär) Unbewussten.[162] Hier ist aber einzuwenden, dass die Erklärung des Wiederholungszwangs neurotischer Symptome im Rahmen der eben zitierten Annahme verdrängter Triebwünsche in sich schlüssig ist, während dies für die vermeintlich gleichartigen Auswirkungen des primär Unbewussten nicht gilt. Die auf inadäquaten Vergleichen von Menschen mit Zwangsneurosen und nicht-europäischen Kulturen beruhende Behauptung, dass die angeblich von primär unbewussten Triebwünschen dominierten »Primitiven« ihre Rituale in sinnfreier Wiederholung perpetuieren, erscheint vielmehr als eine den Vorurteilen der Zeit geschuldete Spekulation, wobei man Freud zugutehalten muss, dass er sich der Wirksamkeit rassistischer Stereotype in der Beschreibung sogenannter primitiver Völker zumindest bewusst war.[163]

---

152 Kubie, L., a.a.O., S. 147
153 Freud, S.: Das Ich und das Es. Frankfurt/Main, 1981, S. 181
154 Kubie, L., a.a.O., S. 147
155 Freud, S.: Das Ich und das Es, a.a.O., S. 82
156 a.a.O., s. 171
157 Davison, G. C., Neale, J.M.: Klinische Psychologie, München, Baltimore, 1984, S. 43
158 Freud, S.: GW, Bd. I, a.a.O., S. 392-402
159 a.a.O., s. 401-402
160 Kubie, L.; a.a.O., S. 139
161 a.a.O., s. 137
162 a.a.O., S. 143-145
163 Freud, S.: Totem und Tabu, GW, Bd. IX, a.a.O., S.6 und S. 111; zur Frage des Unterschieds von Zwangshandlungen und Ritualen siehe auch Heinz, A.: Neurobiological and anthropological aspects of compulsions and rituals. Pharmacopsychiatry 32, 1999, S. 223-229

Freud hat darüber hinaus in einem späteren Schritt den verdrängten wie den primär unbewussten Triebregungen einen »innewohnenden Drang zur Wiederherstellung eines früheren Zustandes« attestiert,[164] der offenbar unabhängig von der nur symbolischen Triebbefriedigung in der Neurose den »Wiederholungszwang« neurotischer Symptombildung erklären soll.[165] Anders als Freud, der seine diesbezüglichen Argumente in wesentlichen aus theoretischen Überlegungen bezüglich der Natur seelischer Vorgänge gewinnt und deshalb auch von einer »Metapsychologie« spricht,[166] erscheint Kubies Erwähnung des »primär Unbewussten« im wesentlichen seiner Verpflichtung gegenüber Freuds Autorität geschuldet und nicht der Konsequenz seiner eigenen theoretischen Überlegungen zu entspringen. Denn sobald Kubie den Wiederholungszwang neurotischer Symptombildung genauer zu beschreiben versucht, erklärt er ihn nicht »metapsychologisch« als Eigenschaft primär unbewusster Triebe, sondern als Resultat unbewusster Konflikte[167] und damit der Verdrängung. Zudem sieht er unbewusste Prozesse offenbar per se als pathogen an, wenn er feststellt, dass es nur unter ganz bestimmten Bedingungen überhaupt vorstellbar sei, dass »einige« unbewusste Prozesse nicht pathogenetisch wirksam wären: falls es Prozesse gäbe, die nicht nur aufgrund eines internen Konflikts, also nicht als Resultat einer Verdrängung, unbewusst wären, und falls diese Prozesse das Verhalten beeinflussen könnten, ohne dabei in Konflikt mit bewussten oder vorbewussten Prozessen zu geraten.[168] Das steht in deutlichem Widerspruch zu Freuds Theorie, der in »Das Ich und das Es« postulierte, dass nur ein »kleiner Teil des Unbewussten« verdrängt sei.[169] Es zeigt, dass das Unbewusste für Kubie weitgehend mit dem Verdrängten identisch ist und dass eben allenfalls »einige« unbewusste Prozesse nicht aufgrund von inneren Konflikten und nachfolgender Verdrängung »unbewusst« sein können. Die Hypothese, dass Kubies Gebrauch des Begriffs des Unbewussten sich nicht an Freuds paradigmatischer Arbeit zu den seelischen Instanzen, »Das Ich und das Es«, orientiert, sondern an früheren Werken, in denen der Begriff der Verdrängung ins Unbewusste noch ganz im Zentrum der Aufmerksamkeit stand, wird zudem durch Kubies Bemerkung gestützt, dass sein Gebrauch der Begriffe des Bewussten, Vor- und Unbewussten sich an »frühen« Konzepten Freuds orientiere.[170]

Das verdrängte Unbewusste ist für Kubie aber nicht nur durch seinen Wiederholungszwang gekennzeichnet, sondern auch durch seine »Realitätsferne«, er spricht davon, dass unbewusste Prozesse rigide in der Irrealität verankert seien.[171] Dies erklärt Kubie dadurch, dass verdrängte Prozesse im Zustand der Verdrängung einer Modifikation durch Erfahrung nicht zugänglich seien.[172] In ähnlicher Weise

---

164 Freud, S.: Das Ich und das Es, a. a. O., S. 146
165 a. a. O., S. 132
166 Freud, S., GW, Bd. XIV, a. a. O., S. 85
167 Kubie, L., a. a. O., S. 144
168 a. a. O., S. 149
169 Freud, S.: Das Ich und das Es; a. a. O., S. 181
170 Kubie, L., a. a. O., S. 146
171 a. a. O., S. 141
172 a. a. O., S. 141

erklärt Freud dies dadurch, dass er annimmt, verdrängte Prozesse seien vom Rest des Seelenleben, insbesondere vom Wirken des an die Realität gebundenen sekundärprozesshaften Denkens, abgeschnitten, wobei sie im Unbewussten in zeitloser Unveränderlichkeit beharrten und in immer neuen Formen neurotischer Symptombildung zum Durchbruch drängten.[173] Einsicht und damit Bewusstwerdung in bis dato unbewusste Konflikte fördere demgegenüber die Integrität der Persönlichkeit[174] und erlaube es ihr, aus der Erfahrung zu lernen.[175] Hypothesen darüber, ob psychoanalytische Therapie eine solche Einsicht befördere, seien aber nicht ausschlaggebend für die Richtigkeit der These, dass unbewusste Konflikte Krankheit produzieren.[176]

An dieser Stelle wird erneut deutlich, dass Kubie unter pathogenen, unbewussten Prozessen im Wesentlichen das ins Unbewusste Verdrängte verstand, da er an einigen Stellen davon spricht, dass das System Unbewusst die unflexible neurotische Wiederholung bedingt,[177] und an anderer Stelle explizit nur auf die Bedeutung unbewusster Konflikte, d. h. des Verdrängten, für die Entstehung von »Krankheit« verweist.[178] In der Tat ist es schwer verständlich, warum unbewusste Prozesse, die nicht verdrängt sein sollen, nicht der Introspektion zugänglich sein sollten, eine Frage, die offenbar auch Kubie dazu brachte, die Möglichkeit der Existenz vor unbewussten Prozessen, die nicht inneren Konflikten entspringen, zu bezweifeln.[179]

Um zu verstehen, wie sich die Bewusstwerdung psychischer Vorgänge oder Vorstellungen gemäß psychoanalytischer Theorie überhaupt erklären lässt, muss wiederum auf Freud zurückgegriffen werden. In »Das Ich und das Es« stellte dieser fest, dass eine »Sachvorstellung« dann bewusstseinsfähig, d. h. vorbewusst werden könne, wenn sie mit einer entsprechenden »Wortvorstellung« verbunden sei.[180] Bewusstwerdung ist damit an Verbalisierung gekoppelt. Diese Hypothese erklärt die Schwierigkeiten, die Kubie hat, die offenbare »Gesundheit« einer Gruppe »junger, unterprivilegierter und ungebildeter Frauen« zu erklären, die Frau Dr. Brenman in einer persönlichen Kommunikation mit ihm anspricht. Laut Frau Brenman seien diese Frauen sich ihrer unbewussten Kräfte kaum »bewusst« und hätten dennoch eine ausreichende innere Elastizität, sich Veränderungen anzupassen. Trotz ihrer Unbewusstheit würden die synthetischen und die Abwehrfunktionen des Ich offenbar bei diesen Frauen gut arbeiten. Kubie vermag auf diese Frage nur einzuwenden, dass diese Frauen vielleicht nur in einem eingeschränkten Sinne gesund seien, nämlich im Sinne einer Symptomfreiheit und eines relativen Wohlbefindens unter einschränkenden Bedingungen. Seine Hypothese von der Bedeutung unbewusster und bewusster Prozesse für die Erhaltung

---

173 Freud, S., GW Bd. IX, a. a. O., S. 296-312
174 Kubie, L., a. a. O., S. 148
175 a. a. O., S. 142
176 a. a. O., S. 155
177 a. a. O., S. 142-143
178 a. a. O., S. 155
179 a. a. O., S. 149
180 Freud, S.: Das Ich und das Es, a. a. O., S. 101

psychischer Gesundheit müsse nur dann in Frage gestellt werden, wenn das Ausmaß der Anpassungsfähigkeit dieser Frauen an verschiedene Lebensumstände nicht vom relativen Ausmaß der Bedeutung vorbewusster und bewusster Prozesse im Vergleich mit den unbewussten Prozessen abhinge.[181] Genau dies hatte Frau Brenman aber in Frage gestellt, als sie die Anpassungsfähigkeit dieser Frauen nicht auf bewusste Einsichtsfähigkeit, sondern auf unbewusste Funktionen zurückführte.

Wenn wir nicht davon ausgehen wollen, dass Kubie und Frau Brenman ungebildete und unterprivilegierte Frauen als eine Art unbewusst lebender animalischer Wesen zu kennzeichnen trachten, erklärt sich die angebliche »Unbewusstheit« dieser Frauen mit der wahrscheinlich vorliegenden Unfähigkeit, ihre Wahrnehmung von Situationen in einer dem Analytiker gemäßen Art zu verbalisieren, mit anderen Worten: die Sachvorstellungen mit entsprechenden Wortvorstellungen zu kombinieren. Nun ist es durchaus möglich, dass Einsichtsfähigkeit in die Bedeutung einer Situation wie in ein möglichst weites Spektrum eigener Erfahrungen notwendig ist, um situationsangepasstes und individuell befriedigendes Verhalten zu ermöglichen, das »gesund« genannt werden kann, und dass diese Fähigkeit bei den genannten Frauen durchaus vorlag, ohne dass diese ihre Erfahrungen verbalisieren konnten. Unter dieser Bedingung wäre es sicher angemessen, von bewusster Einsichtsfähigkeit zu sprechen und Freuds Theorie nicht zu folgen, nach welcher nur Verbalisierung zur Bewusstheit führen kann.

Kubies Hypothese schien also unter zwei Bedingungen einigermaßen widerspruchsfrei vertretbar zu sein: dann nämlich, wenn unter den unbewussten Prozessen, die eine krankhafte Einschränkung der Flexibilität menschlicher Verhaltensweisen bedingen sollen, nicht primär unbewusste, sondern nur konflikthaft verdrängte psychische Vorgänge verstanden werden (eine Sichtweise, zu der Kubie impliziert ohnehin neigt) und wenn nicht-verbalisierte Erfahrungen eigener Gefühle und Vorstellungen nicht einfach als »unbewusst« bezeichnet werden. Andernfalls droht eine Pathologisierung anderer Völker und ihrer Kulturen sowie der »Unterschicht« der eigenen Gesellschaft, die nicht nur sozial diskriminierend wirkt, sondern jeden Begriff psychischer Krankheit durch allgemeine Zuschreibung ad absurdum führt.

1.7 Zusammenfassung

Was heißt das bisher Gesagte für die von uns gesuchte Definition psychischer Gesundheit?

Zum einen kann der Versuch abgelehnt werden, psychische Gesundheit als Intaktheit arttypischer Funktionen zu definieren. Denn unabhängig davon, ob diese

---

181 Kubie, L., a. a. O., S. 150-151

gesuchten Funktionen mit psychischen Vorgängen gleichgesetzt werden (Boorse) oder auf identische Hirnzustände zurückgeführt werden (Reznek), ergibt sich aus einer solchen Definition nur dann ein Kriterium psychischer Gesundheit oder Krankheit, wenn eine Durchschnittsnorm mit psychischer Gesundheit identifiziert wird. Das führt aber, wie gezeigt, zu einer unakzeptablen »Physiologisierung« bzw. »Biologisierung« kulturell bestimmter Verhaltensweisen, mit der jede kulturspezifische Grausamkeit gerechtfertigt werden könnte.

Soll umgekehrt eine reine Willkürlichkeit in der Definition psychischer Krankheit oder einzelner Krankheiten vermieden werden (Engelhardt), ist ein Perspektivwechsel sinnvoll, der Krankheit aus der Sicht der möglicherweise von ihr betroffenen Menschen als Schmerz, Beeinträchtigung, oder drohenden Tod definiert bzw. als das erhöhte Risiko, diese Übel zu erleiden, und zwar in Abwesenheit einer unabhängigen, äußeren Ursache, die diesen Zustand aufrechterhält (Culver und Gert). Zur Erklärung einzelner Elemente dieser Krankheitsbeschreibung ist allerdings wiederum ein Verweis auf allgemein menschliche Normen notwendig, der sich entsprechend den bisher gesagten, aber nicht auf per se gegebene »arttypische« Normen beziehen kann (Culver und Gert), sondern einer konstruierten, durch Wertsetzung definierten Norm bedarf (Reznek).

Wenn nun psychische Gesundheit in einer ersten Annäherung als Abwesenheit von Krankheit bezeichnet werden soll, bedeutet dies, psychische Gesundheit als Abwesenheit von Schmerz, Angst und Behinderung psychischer Fähigkeiten (oder des erhöhten Risikos hierzu) zu charakterisieren. Weiterhin darf kein erhöhtes Risiko, zu sterben, vorliegen, das nicht auf äußeren Umständen beruht.

Was die Beeinträchtigung psychischer Fähigkeiten betrifft, die psychische Krankheit kennzeichnen soll, spielt der Verlust der Willensfreiheit eine besondere Rolle, unabhängig davon, ob dies verhaltenspsychologisch als durch Angst und andere Affekte erzwungene Einengung des Verhaltensrepertoires erklärt wird oder als »unfreiwilliges« im Gegensatz zu »unfreiem« Verhalten im engeren Sinn (Culver und Gert). Auch unfreiwilliges Verhalten kann unterschiedlich interpretiert werden, sei es als konditionierte Einengung des Verhaltensrepertoires durch Vermeidung, sei es als Unflexibilität und neurotische Wiederholung von Verhaltensmustern, die durch verdrängte psychische Konflikte bedingt sind (Kubie). Was allen Definitionen gemeinsam ist, ist eine Einbuße an Flexibilität oder Vielfalt von möglichen Verhaltensweisen, mit denen in bestimmten Situationen reagiert werden kann. Psychische Gesundheit im Gegensatz zu psychischer Krankheit hat somit offenbar etwas mit der Fähigkeit zu tun, sich flexibel zwischen verschiedenen Handlungsalternativen entscheiden zu können.

Die in dieser ersten Annäherung gewonnen Hypothesen können so mit den Therapiezielen verschiedener psychotherapeutischer Techniken verglichen werden, die auf die Wiederherstellung psychischer Gesundheit abzielen, um Übereinstimmungen und möglicherweise genauere Charakterisierungen der vorläufig gewonnenen Kriterien psychischer Gesundheit finden zu können.

1.8 Der Begriff psychischer Krankheit in seiner Anwendung auf einzelne Krankheitsbilder

Wie verhalten sich die bisher genannten »Kriterien psychischer Krankheit« zu den Symptomen, anhand derer in der psychiatrischen Praxis Diagnosen einzelner Krankheiten gestellt werden? Die Diagnose einer bestimmten psychiatrischen Krankheit wird anhand von psychopathologischen Symptomen im Längs- und Querschnitt gestellt. Ein Zustandsbild und sein Verlauf kennzeichnen demnach ein Krankheitsbild.[182]

Die psychopathologische Diagnose einzelner Symptome und Symptomgruppen ist deshalb so wichtig, da ja im Bereich der Psychiatrie die meisten Krankheitsbilder nicht anhand eines korrelierten Hirnbefundes diagnostiziert werden können (eine Ausnahme bilden die auf einen erkennbaren Hirnschaden zurückführbaren »hirnorganischen Psychosyndrome«).[183] Anders als in vielen anderen Bereichen medizinischer Diagnostik können also die klinisch beobachtbaren, psychopathologischen Symptome häufig nicht mittels anatomischer, physiologischer, pathologischer und mikrobiologischer Methoden auf einen lokalisierbaren organischen Befund zurückgeführt werden.[184] Eine vergleichbare Situation wäre in der Neurologie dann gegeben, wenn z. B. Halbseitenlähmungen als klinisches Syndrom nicht mittels der genannten Verfahren durch organische Ursachen wie Blutungen, Hirninfarkte, Tumoren oder angeborene cerebrale Schäden erklärt werden könnten. Der Versuch, durch eine immer genauere klinische Beschreibung der typischen Symptomkonstellationen (beispielsweise im Bereich der Halbseitenlähmungen) einzelne Krankheitsbilder voneinander abzugrenzen, würde weder zu einer sinnvollen Unterteilung in einzelne Krankheitsdiagnosen noch überhaupt zu einer brauchbaren, übergreifenden Krankheitseinheit führen. Denn eine Einblutung in einen Hirntumor könnte eine ähnliche Symptomatik im Zustandsbild und Verlauf bedingen, wie sie ein akuter Hirninfarkt verursachen kann, während andererseits eine langsame Ausbreitung eines histologisch gleichartigen Tumors zu einem ganz anderen klinischen Bild führen würde.

Wenn also eine Krankheit wie die Schizophrenie klinisch aufgrund bestimmter Symptome und deren Verlauf diagnostiziert wird, dann ist damit keinesfalls sichergestellt, dass es sich nicht um eine völlig heterogene Gruppe von Krankheiten ganz unterschiedlicher Ätiologie handelt. Auf diese Möglichkeit hatte bereits Bleuler hingewiesen, als er von der »Gruppe der Schizophrenien« in seiner paradigmatischen Beschreibung dieses Krankheitsbildes sprach.[185] Allerdings ist auch mit dieser Einschränkung eine Kritik der verhaltenstherapeutisch ausgerichteten Psychologie (im Folgenden meist »Verhaltenspsychologie« genannt) am medizini-

182 Weltgesundheitsorganisation (ICD-10), a. a. O., S. 35 ff; vgl. Wittchen et al., Diagnostische Kriterien und Differentialdiagnosen des DSM-III-R. Weinheim, Basel, 1989, S. 67 ff.
183 Tölle, R.: Psychiatrie. Berlin, Heidelberg, New York, 1982, S. 265
184 Vgl. Engelhardt, T., a. a. O., S. 182-184
185 Bleuler, E.: Dementia praecox oder die Gruppe der Schizophrenien. Berlin, 1911

schen Krankheitsbegriff nicht widerlegt: Diese betont, dass der gesamte medizinische Ansatz einer Korrelation bestimmter Symptome mit einem organischen Befund, in diesem Fall einer Hirnerkrankung, bei psychischen »Krankheiten« unangemessen sei, da ein solcher Organschaden nur in den wenigsten Fällen tatsächlich nachweisbar wäre. An Stelle einer spekulativen Annahme zugrunde liegender hirnorganischer oder tiefenpsychologischer Mechanismen sei somit eben nur das Symptom selbst sowie das daraus resultierende Verhalten als »Störung« zu bezeichnen.[186] Um solche »Störungen« zu klassifizieren, bedarf es also einer möglichst genauen klinischen Beschreibung der einzelnen Symptome, ihres gemeinsamen Auftretens als Syndrome und ihrer Verlaufsformen, ohne dass damit die Frage entschieden ist, ob die traditionellen Krankheitsbilder mehr als nur praktischen Wert für die klinische Prognose und Therapie haben und gegebenenfalls aufgrund neu identifizierter organischer Korrelate künftig anders gruppiert und klassifiziert werden müssten.

Das Vorliegen einer bestimmten psychischen Krankheit wird also anhand von charakteristischen psychopathologischen Symptomen definiert, während die Frage, ob es sich überhaupt um eine psychische Krankheit handelt, anhand der Kriterien überprüft werden kann, die von Culver und Gert genannt worden sind. Da die einzelnen psychopathologischen Symptome und ihr Verlauf die Diagnose einer psychischen Krankheit bestimmen, müssen sie also die Kriterien erfüllen, die laut Culver und Gert psychische Krankheit überhaupt charakterisieren: Sie müssten also mit Leid, Beeinträchtigungen (insbesondere der Willensfreiheit und Lebensfreude) und einem erhöhten Risiko, zu sterben (dem »drohendem Tod«), verbunden sein, ohne dass es dafür eine äußere, aufrechterhaltende Ursache gibt.[187] Betrachtet man die einzelnen psychopathologischen Symptome, wie sie beispielsweise von Jaspers in seiner Psychopathologie[188] oder im sogenannten »AMDP-System« zur standardisierten Erfassung der Psychopathologie definiert worden sind,[189] so lassen sich tatsächlich die Mehrzahl der Symptome als Beeinträchtigungen oder Leid erzeugende Zustände beschreiben. Störungen des Bewusstseins, der Orientierung, Auffassung, Konzentration und des Gedächtnisses lassen sich sowohl als Beeinträchtigung als auch risikoreiche, das Leben bedrohende Zustände charakterisieren.[190]

In einzelnen Bereichen ergeben sich jedoch daraus Probleme. Auf die Schwierigkeiten einer Klassifizierung sexueller Verhaltensauffälligkeiten ohne Bezugnahme auf eine Charakterisierung »gesunder« Sexualität durch wechselseitiges Einverständnis aller Beteiligten haben wir bereits hingewiesen (s. 1.5.). Ein weiteres Problem ergibt sich aus der Bedeutung der Anhedonie für die Kennzeichnung eines Zustands als psychische Erkrankung. Laut Culver und Gert ist die Anhedonie eine Beeinträchtigung, die an sich schon ausreichen soll, psychische Krankheit zu

---

186 Vgl. Tyrer and Steinberg in Reznek, L., a. a. O., S. 135
187 Culver, C., Gert, B., a. a. O., S. 81
188 Jaspers, K.: Allgemeine Psychopathologie. Berlin, Heidelberg, Springer, 1946
189 Arbeitsgemeinschaft für Methodik und Dokumentation in der Psychiatrie: Das AMDP-System, Manual zur Dokumentation psychiatrischer Befunde. Berlin, Heidelberg, New York, 1981, S. 6 ff.
190 Vgl. Culver, C., Gert, B., a. a. O., S. 95-108

diagnostizieren. Andererseits stellt die Anhedonie, der Verlust der Lebensfreude, aber ein spezifisches Einzelsymptom dar, das einige, aber durchaus nicht alle Krankheitsbilder kennzeichnen soll[191] und nicht einmal in allen Klassifikationen psychopathologischer Symptome überhaupt ausgeführt wird.[192] Dieser Widerspruch lässt sich jedoch dann auflösen, wenn festgestellt wird, dass das Vorliegen einzelner Leitsymptome psychischer Krankheit wie eben z. B. der Anhedonie zur Feststellung einer Erkrankung ausreicht und nicht notwendigerweise weitere Kennzeichen psychischer Krankheit vorliegen müssen, um eine solche Erkrankung diagnostizieren zu können. Bei der Anhedonie gilt dies aber offenbar nur deshalb, weil sie als Symptom mit einem erheblichen Leiden (an der Freudlosigkeit) und einer Beeinträchtigung einer für alle Menschen wichtigen Fähigkeit (eben sich zu freuen) verbunden ist.

Schwerwiegender ist das Problem der Beziehung zwischen dem psycho-pathologischen Symptom der inhaltlichen Denkstörung, also des Wahns, und der Einschränkung von Culver und Gert, dass ein Zustand dann keine Krankheit kennzeichnen soll, wenn er dem rationalen Glauben einer Person entspreche.[193] Auf die Schwierigkeit der Unterscheidung von rationaler bzw. realitätsgerechter Überzeugung und Wahn haben wir bereits hingewiesen, ebenso auf den Ansatz von Culver und Gert, bei der Definition von »Wahn« nicht auf die irrationale Überzeugung, sondern auf die Unfähigkeit zu verweisen, Gegenargumente übernehmen zu können (s. 1.5.). Allerdings löst dieser Hinweis nicht das Problem des »hermeneutischen Zirkels« bei der Definition »rationaler« Überzeugungen. Die Diagnose einer Wahnsymptomatik bleibt immer in gewissem Maße arbiträr. Was dem Patienten als seine rationale Überzeugung erscheint, diagnostiziert ein Psychiater möglicherweise als Wahn. Nur dann, wenn die von Culver und Gert angeführte »Zugänglichkeit« für Gegenargumente als Kriterium der Rationalität einer Überzeugung herangezogen wird, lässt sich der Widerspruch möglicherweise auflösen. Auch dann besteht jedoch das Problem, zu entscheiden und festzulegen, wer darüber entscheiden darf, welche Gegenargumente im rationalen Diskurs zulässig sein sollen, ob also beispielsweise die subjektiven Erfahrungen des Psychotikers als Erfahrungssätze zugelassen werden oder nicht. Es könnte zwar eingewendet werden, dass ein subjektives Erlebnis nicht als »Basissatz« intersubjektiv falsifizierbar sein kann und damit nicht als Argument im rationalen Diskurs zugelassen werden sollte. Das Problem ergibt sich jedoch erneut, falls sich mehrere Patienten gegenseitig ihre Erfahrungen bestätigen, z. B. im Rahmen einer gemeinsamen Ausgestaltung des Wahns, einer sogenannten »Folie à deux«. Sie könnten dann darauf verweisen, dass der Psychiater und das Pflegepersonal nur aufgrund eines spezifischen Defekts nicht in der Lage seien, etwa den Willen der Geister aus dem Gebaren des Verkehrspolizisten abzulesen oder die Stimmen zu hören, die diese Interpretation bestätigten. Wenn nicht von vorneherein auf die Wahrnehmung der soge-

---

191 a. a. O., S. 79
192 Vgl. Arbeitsgemeinschaft für Methodik und Dokumentation in der Psychiatrie, a. a. O., S. 6 ff.
193 Culver, C., Gert, B., a. a. O., S. 81

nannten Gesunden als Maßstab der Richtigkeit einer Überzeugung verwiesen wird, zeichnet sich hier keine Lösung des Dilemmas ab, wie ein Wahn als Irrglaube zu objektivieren sei.

Als letzte Schwierigkeit sei das Problem der Willensfreiheit angesprochen, deren Verlust psychische Krankheit kennzeichnen soll. Im Gegensatz zu psychoanalytischen Theorien über psychische Erkrankungen ist der Begriff des »Willens« oder gar der Willensfreiheit »so vollständig aus dem heutigen wissenschaftlichen Vokabular verschwunden«, dass die Frage aufgeworfen wurde, ob es sich bei diesem »Konstrukt« nur um ein »Phantom vergangener Jahre« handele. Nur in der Jurisprudenz habe es noch eine bestimmte Bedeutung.[194] Tatsächlich findet sich der Begriff der »freien Willensbestimmung« in § 104 Abs. 2 BGB, wonach eine krankhafte Störung der Geistestätigkeit, die die »freie Willensbildung« ausschließt, Geschäftsunfähigkeit bedingen soll. Interessanterweise interpretieren Juristen diesen Artikel anders als Psychiater. So betonen Juristen die »Fähigkeit zur freien Entscheidung aufgrund einer Abwägung«, die nicht durch »unkontrollierte Triebe oder Vorstellungen« oder »fremde Willenseinflüsse« bestimmt sein darf.[195] Vorausgesetzt wird also ein Normalzustand, in welchem »Triebe« und »Vorstellungen« bzw. »fremde Einflüsse« nicht die Handlungen einer Person kontrollieren, sondern diese im Gegenteil ihrerseits diese Einflüsse kontrolliert und frei entscheiden kann.

Psychiater verweisen dagegen bei der Beurteilung der »freien Willensbildung« eher auf das notwendige Vorliegen kognitiver Fähigkeiten (»Gedächtnisleistungen«, »Orientiertheit«) und das Fehlen inhaltlicher Denkstörungen (also eines Wahns), die zur »sachlichen Abwägung des Für und Wider« einer Entscheidung notwendig sind. Wenn diese Fähigkeiten durch psychische Krankheit verlorengegangen sind oder ein Wahn vorliegt, ist dementsprechend Geschäftsunfähigkeit zu attestieren.[196] Es werden also die intellektuellen Fähigkeiten betont und Aussagen über das Vorliegen oder Fehlen »freien Willens« weitgehend vermieden. Auch in der psychiatrischen Befunderhebung finden sich keine Begriffe, die das Vorliegen oder Fehlen der »Willensfreiheit« beschreiben sollen. Weder die Funktionen des Bewusstseins, der Orientierung oder des Gedächtnisses, noch Störungen der Denkabläufe, der Stimmung oder des Antriebs, wie sie z. B. im AMDP-System standardisiert werden, beinhalten eine Beurteilung der Störung der Willensfreiheit.[197]

Auch Jaspers vertritt, dass »Wissenschaft über die Freiheit [des Willens] keine Aussage aufgrund eines fachlichen Wissens machen« kann, sondern nur im

---

194 Spittler, J.F.: Der Bewußtseinsbegriff aus neuropsychiatrischer und in interdisziplinärer Sicht. Fortschritte der Neurologie und Psychiatrie 60, 1992, S. 54-65; siehe dazu auch eine umfangreiche Diskussion der Willensfreiheit in Walter, H.: Neurophilosophie der Willensfreiheit. Von libertarischen Illusionen zum Konzept natürlicher Autonomie, Schöningh, 1998

195 Schmundlach, H.: Die Beurteilung der Geschäftsfähigkeit aus juristischer Sicht. Zeitschrift für Ärztliche Fortbildung 86, 1992, S. 771-773

196 Rasch, W.: Die Beurteilung der Geschäftsfähigkeit aus ärztlicher Sicht. Z. ärztl. Fortbildung, 86, 1992, S. 767-771

197 Vgl. Arbeitsgemeinschaft für Methodik und Dokumentation in der Psychiatrie, a. a. O., S. 29 ff.

Einzelfall zu den kognitiven Fähigkeiten des Täters Stellung nehmen könne und festzustellen habe, ob ein Kranker »weiß, was er tat, und ein Wissen davon hat, dass es verboten ist«. Diesem Zustand wäre dann »nach konventionellen Regeln« (also im Rechtsstreit) Freiheit zu- oder abzusprechen.[198] Der Hintergrund dieser auffälligen Zurückhaltung hinsichtlich einer Stellungnahme zur »Willensfreiheit« ist der, dass ein Großteil der »naturwissenschaftlich« orientierten Psychiater diese für eine Einbildung des Bewusstseins hält, der keine andersartige Realität zukomme. Eugen und Manfred Bleuler beispielsweise gehen wie selbstverständlich von einer umfassenden Determiniertheit seelischer Abläufe aus. Die »Illusion« der Willensfreiheit entsteht demnach nur, da wir uns der »eigentlichen Ursache unserer Handlungen«, der »Triebe«, nicht bewusst seien: »Nur der objektive Biologe weiß, daß die Triebe Folgen der Erfahrung von Millionen Ahnen sind, also so gut kausal begründet und begründend sind wie irgendein anderes Vorkommnis.«[199]

Wenn Willensfreiheit also nur eine »Täuschung« ist, hat sie als Begriff in einer »wissenschaftlichen« Befunderhebung nichts verloren. Zudem wird die Annahme einer »Willensfreiheit« häufig mit dem Hinweis auf die »untrennbare Einheit von Geist und Gehirn« abgelehnt. Denn wenn jeder Denkvorgang von materiellen Veränderungen im Gehirn begleitet sein soll, dann müsste eine »freie« Willensentscheidung, die nicht ihrerseits durch materielle Prozesse determiniert ist, eine »Einwirkung des Geistes auf das Gehirn« darstellen, die »als nicht vereinbar mit dem physikalischen Weltbild (keine physikalische Wirkung ohne physikalische Ursache)« jedoch von Neurowissenschaftlern meist abgelehnt wird.[200] Die Annahme einer umfassenden Gültigkeit naturwissenschaftlicher Postulate führt jedoch in eine Situation, die nur mit einer schizophrenen »doppelten Buchführung« vergleichbar ist, einer gleichzeitigen Annahme widersprüchlicher Beschreibungen desselben Sachverhalts, nämlich einer wahnhaften und einer konventionellen. Denn trotz der Annahme umfassender Determiniertheit menschlicher Verhaltensweisen werden psychiatrische Gerichtsgutachten erstellt, die auf die »Schuldfähigkeit wegen seelischer Störung« Bezug nehmen, wie sie vom Gesetzgeber vorgegeben ist.[201]

Wenn jedoch nicht nur bestimmte Krankheitszustände die Willensfreiheit aufheben, sondern jegliches Verhalten vollständig determiniert sein soll, stellt sich die Frage, warum bestimmte Taten einmal als »kriminell« bestraft und ein anderes Mal, im Fall des Vorliegens einer Geisteskrankheit, zur Unterbringung in einem psychiatrischen Krankenhaus führen soll.[202] Denn auch das kriminelle Verhalten wäre dann nicht einer schuldhaften Entscheidung eines Menschen zuzuschreiben,

198 Jaspers, K., a. a. O., S. 664-665
199 Bleuler, E.: Lehrbuch der Psychiatrie. Umgearbeitet von Bleuler, M., 7. Auflage. Berlin, 1943, S. 28
200 Bleuler, E., 1943, a. a. O. S. 28; Spittler, J.F., a. a. O., S. 61; vergleiche auch Singer, W.: Verschaltungen legen uns fest. In: Geyer, C. (Hrsg.): Hirnforschung und Willensfreiheit. Frankfurt a.M., 2004, S. 30-65 sowie Walter, H., a. a. O.
201 Strafgesetzbuch. 48. Auflage. Stand: Ol. November 1980. München, 1981, § 20, S. 21
202 a. a. O.; § 63, S. 40

der auch anders gehandelt haben könnte. Der Ruf nach Abschaffung der somit unsinnigen Gefängnisse und deren Ersetzung durch verhaltensbeeinflussende therapeutische Einrichtungen ist aus den Reihen solcherart naturwissenschaftlich orientierter Psychiater jedoch nicht laut geworden: Bleuler glaubte, mit einer »formellen Änderung« einiger Ausdrücke dieser Problematik gerecht werden zu können.[203] Ähnlich wie ein Paranoider, der überzeugt ist, CIA-Chef zu sein und dennoch Sozialhilfe annimmt, da die übrige Umwelt seine Meinung nicht teilt, wird also ein umfassender Determinismus theoretisch vertreten und gleichzeitig im Rahmen der (offenbar oder vermeintlich irrigen) Annahme der Umwelt agiert, dass es freie Willensentscheidung und Schuld im menschlichen Verhalten nicht gibt.

Ein solcher »Reduktionismus« der Vielfalt menschlicher Verhaltensweisen auf Begriffe, die sich mit zeitgenössischen naturwissenschaftlichen Theorien erklären lassen, wurde bereits von Vertretern phänomänologisch beschreibender und verstehender Paradigmen in der Psychiatrie kritisiert.[204] Der nach wie vor aktuelle Streit[205] hat jedoch dazu geführt, dass der Begriff des »Willens« bzw. der »Willensfreiheit« von Psychiatern weitgehend vermieden wird und somit sicher nicht geeignet ist, psychische Krankheit konsensfähig zu definieren.

1.9 Von der Kontrastierung unterschiedlicher Krankheitskonzepte zur Kombination medizinischer und lebensweltlicher Aspekte

Nach den bisherigen Überlegungen spricht vieles für eine Kombination eines lebensweltlich ausgerichteten Krankheitsbegriffs, wie ihn Culver und Gert[206] formulieren, wenn sie Krankheit als »Leiden an einem Übel« bezeichnen, mit dem Auftreten von Leitsymptomen psychischer Erkrankungen, wie sie im vorherigen Kapitel (▶ Kap. 1.8) thematisiert wurden. Damit ist aber die Frage noch nicht geklärt, ob man auf diesem Weg tatsächlich zu einem Krankheitsbegriff gelangen kann, der hinreichend von anderen Leidenszuständen und Beeinträchtigungen abgegrenzt ist, die – wie beispielsweise das Leiden unter sozialer Aus-

---

203 Bleuler, E., 1943, a. a. O., S. 28. Zur aktuellen Diskussion siehe auch Geyer, C.: Hirnforschung und Willensfreiheit zur Deutung der neusten Experimente. Frankfurt a. M., 2004.

204 Vgl. die Positionen Diltheys, Husserls, Jaspers und Freuds in: Heinz, A., 2002, a. a. O., S. 58-68

205 Vgl. Spittler, J. F., a. a. O., S. 54-65; Geyer, C., a. a. O.; Singer, W., a. a. o.:; Walter, H., a. a. O.

206 Culver C, Gert B.: Philosophy in Medicine. Conceptual and Ethical Issues in Medicine and Psychiatry. Oxford, University Press, 1982

schließung oder Diskriminierung – an sich nicht in den Bereich der Medizin fallen.

Man könnte argumentieren, dass das Kriterium der »aufrechterhaltenden äußeren Ursache« hier hilfreich sein kann: Liegt eine solche vor, könnte ja laut Culver und Gert nicht von einerrelevanten Erkrankung (»malady«) gesprochen werden.[207] Denn wenn eine Person unter sozialer Ausschließung leidet, beispielsweise weil sie aufgrund ihrer Herkunft oder ihres Geschlechts diskriminiert wird, ist ja eine aufrechterhaltende äußere Ursache des Leidens gegeben, nämlich die soziale Ausschließung. Was aber, wenn die Person in eine andere Region oder ein anderes Land zieht, aber immer noch an den Erinnerungen an der stattgehabten Diskriminierung leidet? Natürlich kann es der Fall sein, dass dann die Kriterien beispielsweise für eine posttraumatische Belastungsstörung oder eine schwere Depression erfüllt sind; für deren Diagnose müssen aber die Leitsymptome der entsprechenden Erkrankungen vorliegen. Es wäre jedoch wenig hilfreich, jeden Leidenszustand, der sich aus negativen sozialen Erfahrungen ergibt, zur Krankheit zu erklären. Es stellt sich also erneut die Aufgabe, eine bestimmte Gruppe von Leitsymptomen zu definieren, die geeignet sind, als Eingangskriterium für die Diagnose einer klinisch relevanten Erkrankung zu dienen. Der Ansatz von Culver und Gert, im Falle des Fehlens einer aufrechterhaltenden äußeren Ursache immer dann von Krankheit zu sprechen, wenn ein leidvoller Zustand vorliegt,[208] erscheint allerdings als zu breit angelegt, um Krankheitsphänomene im engeren Sinn von sozialen Problemen und ihren alltäglichen seelischen Auswirkungen zu unterscheiden.

Genau dies kritisiert auch Thomas Schramme in seinem Buch »Patienten und Personen«, in dem er Culver, Gert und ihrem Co-Autor Clouser vorwirft, einen zu weiten Krankheitsbegriff zu formulieren.[209] Laut Schramme ist der Krankheitsbegriff von Clouser, Culver und Gert[210] aus zwei Gründen zu weit: zum einen deshalb, weil diese Autoren postulieren, dass sie eine universell für alle Menschen gültige Definition der »Übel« (»evil«) geben können, die einen Krankheitszustand anzeigen, wenn Menschen ohne aufrechterhaltende äußere Ursachen unter ihnen leiden. Zu diesen Übeln zählen Culver und Gert bekanntlich Tod, Schmerz, Unfähigkeit sowie den Verlust von Freiheit und Lebensfreude.[211] Schramme kritisiert nun die diesen Annahmen zugrunde liegende Theorie »objektiver Werte«, die übersieht, dass sich aus »dem jeweiligen spezifischen Kontext« heraus individuell unterschiedliche Werturteile ergeben können.[212] Der Krankheitsbegriff sei zu weit, weil er »individuelle Unterschiede in der Bewertung eines pathologischen Zustandes ignoriert und somit jeden [...] Krankheitszustand auch in lebensweltlicher Hinsicht als solchen ansieht«.[213]

---

207 a. a. O., S. 81.
208 a. a. O., S. 81.
209 Schramme, T.: Patienten und Personen. Frankfurt/M., 2000, S. 163-164
210 Clouser, K.D., Culver, C.M., Gert, B.: Gebrechen: Eine neue Betrachtung der Krankheit. In: Schramme, T. (Hrsg.): Krankheitstheorien. Berlin, 2012, S. 111-134.
211 a. a. O., S. 117; vgl. Schramme, T.: Patienten und Personen. Frankfurt/M. 2000, S. 260.
212 Schramme, T., a. a. O., S. 163.
213 a. a. O., S. 164

Als Beispiel für die Problematik, die sich aus einem solchen, lebensweltlich zu weiten Krankheitsbegriff ergibt, nennt Schramme das Problem des Umgangs mit einem Phänomen wie einer Schwangerschaft. Da Schwangerschaft mit »Übelkeit und Schmerzen« einhergehen kann, akzeptieren Clouser, Culver und Gert Schwangerschaft als »Grenzfälle« ihres Krankheitsbegriffs.[214] Ähnlich wie das Leiden an der Erinnerung (statt an aktuell stattfindender Diskriminierung) kann also auch das Leiden an einem physiologischen Zustand wie der Schwangerschaft laut Clouser, Culver und Gert deshalb als Krankheitszustand gelten, weil eine aufrechterhaltende äußere Ursache fehlt, und weil Schmerzen universell als Übel gelten können. Schramme dagegen hält diese Überlegungen für falsch und glaubt, dass ein »Kriterium der Normalität« hier hilfreich sein kann.[215] Gegen Schrammes Argumentation kann hier aber eingewendet werden, dass es bei Schwangerschaften durchaus zu krankheitsrelevanten Formen der Übelkeit und der Schmerzen kommen kann, beispielsweise dann, wenn die Übelkeit bis zum Erbrechen führt und damit das Elektrolyt-Gleichgewicht der betroffenen Person so verschoben wird, dass sie selbst oder ihr Kind gefährdet ist. Die Frage, ob solche Symptome »normal« sind oder nicht, ob sie also zum alltäglichen Ablauf einer Schwangerschaft gehören können, ist nicht entscheidend für die Beantwortung der Frage, ob ein Krankheitszustand vorliegt. Dieser ist vielmehr offenbar immer dann gegeben, wenn Leben und Überleben der betroffenen Person durch die Funktionsstörung (in diesem Fall die Störung des Elektrolyt-Gleichgewichts im Blut) beeinträchtigt wird, und zwar unabhängig davon, wie statistisch häufig ein solcher bedrohlicher Zustand auftritt und wie »normal« er somit ist. In ähnlicher Weise wäre dann aber auch bei jedem krankheitswertigen psychischen Leidenszustand zu fordern, dass eine lebensrelevante Funktionsbeeinträchtigung vorliegt, die mit dem Leidenszustand verbunden ist.

Schramme kritisiert weiterhin, dass Clouser, Culver und Gert anders als Boorse[216] kein medizinisches bzw. »wissenschaftliches« Kriterium für die Abgrenzung nichtpathologischer Zustände (wie eben z.B. einer Schwangerschaft) von wirklichen Krankheiten besitzen. Als solches Kriterium schlägt Schramme in Anlehnung an Boorse das Vorliegen einer überlebensrelevanten Funktionsstörung vor. Deshalb sei es möglich, »psychische Krankheit in wissenschaftlicher Perspektive als eine Störung [der] psychischen Funktionsfähigkeit zu verstehen«.[217] Gegen Boorse kann allerdings eingewendet werden, dass die Frage, ob eine solche lebensrelevante Funktionsbeeinträchtigung statistisch »normal« ist oder nicht, nicht entscheidend für den Krankheitswert ist – schon Jaspers hatte ja darauf hingewiesen, dass zu seiner Zeit Karies »normal« war, aber dennoch als Krankheit gelte.[218] Hier wird im praktischen Alltag implizit auf einen Idealtyp Bezug

---

214 a.a.O., S.161; vgl. Gert, B., Culver, C.M., Clouser, K.D.: Bioethics. A return to Fundamentals. Oxford, 1997, S.123-124.

215 Schramme, T., 2000, a.a.O., S.161.

216 Boorse, C.: What a theory of mental health should be. Journal for the Theory of Social Behaviour 6, 1976, S.61–84

217 Schramme, T., a.a.O., S.151

218 Jaspers, K.: Allgemeine Psychopathologie. Berlin, Heidelberg, 1946, S.651-661

genommen, der minimaler anthropologische Grundannahmen bezüglich lebensrelevanter Funktionsfähigkeiten bedarf.[219]

Aber auch mit dieser Einschränkung bleibt die Frage offen, welche Funktionsfähigkeiten denn im Falle ihrer Beeinträchtigung als lebensrelevant und damit als Leitsymptome für die Diagnose einer Erkrankung aus medizinischer bzw. »wissenschaftlicher« Sicht gelten sollen. Schramme verweist hier einerseits auf die »Evolutionspsychologie«,[220] andererseits hält er es auch für möglich, dass die Psychoanalyse hier zur Definition dieser Funktionen beitragen kann.[221] Beide Forschungsrichtungen sind allerdings in ihrer Entwicklung und ihren Konzepten eng miteinander verbunden und haben zumindest zu Beginn des 20. Jahrhunderts zu spekulativen, oft anderen Kulturen und Praktiken gegenüber ausgesprochen abwertenden oder gar rassistischen Konstruktionen geführt.[222] Die Auseinandersetzung mit Boorse zeigt, wie leicht bei solchen Konstruktionen die Unterschiede zwischen einer natürlichen Evolution der Arten einerseits und der kulturellen und sozialen Diversität menschlicher Gesellschaften andererseits verwischt und sozialer Erfolg in westlichen Industrienationen mit evolutionärer Fitness verwechselt wird. Auf die völlig unangemessene Pathologisierung der Homosexualität, die das Modell von Boorse mit sich bringt, wurde bereits in der allgemeinen Einführung verwiesen. Da es sich hier um Aussagen über den Beitrag einzelner Personen zur Erhaltung der Art handelt, die nicht in den Bereich der Medizin fallen, kann man auf diesen Teil der Boorse'schen Konstruktionen aber komplett verzichten, ohne den davon unabhängigen und auch von Schramme (2000) stark gemachten Gedanken zu verwerfen, dass medizinisch relevante Funktionsstörungen, die als notwendiges, aber nicht hinreichendes Eingangskriterium das Vorliegen einer Erkrankung anzeigen, durch die Beeinträchtigung lebenswichtiger Funktionsfähigkeiten gekennzeichnet sind, die das Überleben der Menschen unter verschiedensten Bedingungen sichern und damit zur allgemeinen leiblichen Konstitution der Menschen gehören.

An dieser Stelle setzt ein Ansatz ein, der im »Begriff psychischer Krankheit«[223] näher ausgeführt wird und durch eine »pragmatische Wende« gekennzeichnet ist, die krankheitsrelevante Funktionsstörung nicht anhand vermeintlich universell gültiger anthropologischer Grundannahmen definieren will, sondern stattdessen die klinische Praxis und die hier zur Anwendung kommenden Leitsymptome im Hinblick darauf untersucht, ob sie als krankheitswertige Einschränkung generell lebenswichtiger Funktionsfähigkeiten verstanden werden können. Dieser Ansatz postuliert zudem, dass das Vorliegen solcher Leitsymptome für die Diagnose einer klinisch relevanten Erkrankung nicht ausreicht, sondern nur deren Eingangskriterium erfüllt – die in Abwesenheit aufrechterhaltender äußerer Ursachen bestehende Beeinträchtigung von Funktionsfähigkeiten, die in unterschiedlichsten

---

219 Heinz, A., 2014, a. a. O., S. 50-59
220 Schramme, T., 2000, a. a. O., S. 151
221 a. a. O., S. 150
222 Heinz, A., 2002, a. a. O.
223 Heinz, A.: Der Begriff psychischer Krankheit, Berlin, 2014

Kulturen und Kontexten für das »nackte Überleben« ebenso wie für das »Leben mit anderen« von allgemeiner Wichtigkeit sind. Um eine klinisch relevante Erkrankung diagnostizieren zu können, müssen zusätzlich im fraglichen Einzelfall nachweisbare, schädliche Auswirkungen dieser Funktionsbeeinträchtigungen vorliegen, sei es im Sinne individuell leidvoller Erfahrungen oder einer erheblichen Beeinträchtigung der für die soziale Teilhabe unabdingbaren Aktivitäten des täglichen Lebens (wie etwa der Körperpflege und Nahrungsaufnahme).[224]

Im Sinne der »pragmatischen Wende« vermeidet es dieser Ansatz also explizit, lebenswichtige Funktionsfähigkeiten aus einem universell gültigen Bild »des Menschen« zu entwickeln, sei diese Konzeption nun evolutionär oder gesellschaftshistorisch konstruiert. Vielmehr orientiert er sich an Helmut Plessners These von der »Unergründlichkeit des Menschen«, dem »Homo absconditus«, der sich der Definition und Festlegung immer wieder entzieht.[225] Statt hier also von einer universell gültigen Definition auszugehen, die kultureller Diversität wie der Vielfalt sozialer Kämpfe in keinster Weise gerecht werden kann, schlägt der im »Begriff psychischer Krankheit« entwickelte Ansatz also vor, stattdessen die Leitsymptome der schweren psychischen Erkrankungen (wie sie von Jaspers (1946) und nachfolgend von Manualen zur Erfassung von Psychopathologie aufgelistet werden),[226] daraufhin zu untersuchen, ob sie als Beeinträchtigung überlebensrelevanter Funktionsfähigkeiten verstanden werden können, die in unterschiedlichen Lebenslagen und Kontexten für die Lebensfähigkeit des Menschen notwendig sind.

Pragmatisch wurde dabei von einem Dutzend Leitsymptomen ausgegangen, die sich im klinischen Alltag in unterschiedlichen Settings bewährt haben[227] und die zum sukzessiven Ausschluss akuter und schwerer Krankheitsbilder dienen. Dazu gehört die Überprüfung der Wachheit, Orientierung zu Ort, Person und Zeit sowie der Auffassung, d. h. des Verständnisses einfacher gesprochener Sätze, die bei Vorliegen eines akuten Delirs beeinträchtigt sein können, weiterhin die Untersuchung von Störungen der Konzentration und Merkfähigkeit, wie sie sich bei Demenzerkrankungen finden. Interessanterweise gibt es in diesem Bereich auch bei der Psychiatrie gegenüber kritisch eingestellten Personen und Gruppen wenig Dissens. Dies liegt zum einen daran, dass es unmittelbar plausibel ist, dass eine räumliche Desorientiertheit weltweit in unterschiedlichsten Konstellationen die Überlebensfähigkeit der betroffenen Person beeinträchtigen kann. Zum anderen wird in diesem Kontext häufig postuliert, dass diese Symptome deshalb als Krankheitszeichen gelten können, weil sie Ausdruck einer organischen Hirnerkrankung seien. Krankheitswertig sei also nicht die Funktionsstörung, sondern das mit ihr verbundene organische Korrelat, beispielsweise das Un-

224 a. a. O., S. 50-59.
225 Plessner, H.: Homo absconditus. In: Plessner, H.: Condition humana. Gesammelte Schriften VIII. Frankfurt/M., 2003, S. 353-366.
226 Jaspers, K.: Allgemeine Psychopathologie. Berlin, Heidelberg, 1946; Arbeitsgemeinschaft für Methodik und Dokumentation in der Psychiatrie (AMDP): Das AMDP-System. Manual zur Dokumentation psychiatrischer Befunde. Berlin, Heidelberg u. a., 1981
227 Missmahl, I., Bromand, Z., Heinz, A.: Teaching psychiatry and establishing psychosocial services. Lessons from Afghanistan. European Psychiatry 27, 2012, S. 75-79

gleichgewicht der Neurotransmitter beim Alkoholentzugsdelir oder die Zerstörung von Nervenzellen durch die mit einer Alzheimer-Demenz verbundenen neurobiologischen Vorgänge. Genau diese Position wird aber im »Begriff psychischer Krankheit« (Heinz, 2014) abgelehnt. Denn die Vielfalt der neurobiologischen Korrelate, die bei jeder psychischen Aktivität nachweisbar sind, erlaubt es nicht, hier Grenzen zwischen pathologischen und gesunden Zuständen zu ziehen. Menschliche Wesen und ihre geistigen Aktivitäten sind ebenso heterogen wie deren biologische Korrelate. Aus der Tatsache, dass etwa eine bestimmte Aufgabe bei Patienten in der einen und bei gesunden Probanden in einer anderen Hirnregion zu Aktivierungsänderungen führt, kann nur dann auf deren Krankheitsrelevanz geschlossen werden, wenn von vornherein klar ist, wer zu den Patienten und wer zu den Kontrollpersonen gehört. Demnach ist es aber die Funktionsbeeinträchtigung im Bereich des Verhaltens und eben nicht das neurobiologischen Korrelat, anhand dessen entschieden wird, welches Phänomen krankheitswertig ist.

Dies gilt auch für die mit der Alzheimer-Demenz wie mit vielen anderen organischen Hirnerkrankungen verbundenen Auffälligkeiten: Es gibt eine solche Vielzahl von alterungsbedingten Änderungen im Stoffwechsel von Nervenzellen, dass die Frage, ob es sich hier um eine Pathologie handelt oder nicht, anhand gegebenenfalls der damit verbundenen Funktionsbeeinträchtigung entschieden wird. So gibt es Zelluntergänge und den Abbau der (unterschiedlichste Nervenzellen vernetzenden) Dendritenstrukturen auch in der Pubertät. Unser Nervensystem befindet sich in einem ständigen neuroadaptiven Wandel, und es wäre ebenso gefährlich wie falsch, hier ein bestimmtes organisches Muster zum Standard für alle weltweit möglichen Variabilitäten und Variationen zu erklären.

Auf den Unterschied zwischen Anomalien und Pathologien hat bereits Canguilhem verwiesen.[228] Gerade weil wir als Menschen Lebewesen sind, die der natürlichen Variabilität unterliegen, verbietet sich die Normsetzung im Organischen. Damit sei auch ein Missverständnis angesprochen, dass sich in Bezug auf das Abschlusskapitel des »Begriffs psychischer Krankheit« ergeben kann. Wenn hier gesagt wird, dass die Leitsymptome psychischer Erkrankungen Funktionsstörungen des Organs Gehirn sind, dann ist damit eben nicht gemeint, dass sich ihre Krankheitswertigkeit von einem organischen Korrelat her erklärt. Solche organischen Korrelate gibt es immer und sie zeigen angesichts der Variabilität menschlicher Körper nichts anderes als eben diese Diversität. Das krankheitswertige Symptom ist die Desorientiertheit, unabhängig davon, welches organische Korrelat sie besitzt oder ob sich dafür überhaupt ein solches nachweisen lässt. Die Rede vom »Organ Gehirn« ist einer materialistischen Grundannahme geschuldet, die psychische Funktionen im Leib verortet. Sie besagt nicht, dass solche Funktionsstörungen nicht Folge sozialer Prozesse sein können – natürlich haben soziale Faktoren wie etwa Ausschließung oder Diskriminierung Rückwirkungen auf den Leib inklusive des zentralen Nervensystems. Aber sie besagt, dass eine solche Funktionsstörung allgemein gegeben sein muss, unabhängig vom jeweiligen Kontext: Wer also im

---

228 Canguilhem, G.: Das Normale und das Pathologische. München, 1974

Umgang mit Menschen depressiv wird, die die betroffene Person entwerten und diskriminieren, und sich dennoch in anderen Situationen freuen kann, zeigt eben nicht das Symptom der Affektstarre, das als Leitsymptom einer psychischen Erkrankung gelten kann, sondern reagiert auf eine das individuelle Leiden bewirkende äußere Ursache und ist deshalb nicht krank. Dementsprechend ist in solchen Situationen eine solidarische Unterstützung der betroffenen Person gefordert und keine Psychotherapie. Nur wenn der Leidenszustand nach Beendigung der Diskriminierung fortbesteht und alle Lebensbereiche durchdringt, macht es Sinn, nach einer generellen Einschränkung lebensrelevanter Funktionsfähigkeiten zu suchen und gegebenenfalls eine Erkrankung (zum Beispiel eine Depression oder eine posttraumatische Belastungsstörung) zu diagnostizieren. Es ist also die generelle Einschränkung einer lebenswichtigen Funktionsfähigkeit (in diesem Fall der Fähigkeit, affektiv in verschiedenen Kontexten unterschiedlich zu reagieren), die sich unabhängig vom jeweiligen sozialen Kontext zeigen muss, um als Krankheitssymptom zu gelten.

Anstatt also zirkulär die Leitsymptome psychischer Erkrankungen aus einem bestimmten Menschenbild abzuleiten, wird in diesem pragmatischen Ansatz untersucht, ob die bestehenden Leitsymptome schwerer psychischer Erkrankungen als Beeinträchtigungen lebensrelevanter Funktionsfähigkeiten gelten können. Betrachtet man nun die sogenannten exogenen versus die sogenannten endogenen Psychosen, zeigt sich schnell, dass bei den »endogenen« psychischen Erkrankungen wie den schizophrenen Psychosen und den schweren affektiven Erkrankungen die Überlebensfähigkeit der betroffenen Personen oft nicht unmittelbar eingeschränkt ist. Was stattdessen beeinträchtigt wird, ist das Leben in der Mitwelt. Wer also in einer Psychose »eingegebene« und »von außen gesteuerte« Gedanken erlebt oder Stimmen hört, die die betroffene Person zu einer bestimmten Handlung drängen, büßt den selbstverständlichen Zugang zu eigenen Gedanken und Handlungsabsichten ein, was das Leben mit anderen und für andere massiv beeinträchtigen kann. Denn die Mitmenschen wissen dann nicht, ob die betroffene Person gerade aus eigenen Überzeugungen so handelt oder sich den eingegebenen Gedanken oder den imperativen Stimmen fügt. Die Plausibilität der Charakterisierung solcher Symptome als »lebensrelevante« Funktionsstörungen beruht auf explizit zu machenden und öffentlich zu diskutierenden anthropologischen Grundannahmen, beispielsweise derjenigen, dass Menschen mit ihren eigenen Gedanken präreflexiv immer schon selbst vertraut sein müssen.[229] Dies gilt insbesondere dann, wenn man mit Helmut Plessner[230] davon ausgeht, dass wir Menschen immer gleichzeitig im Zentrum des Geschehens wie im Nirgendwo stehen, zentrisch und exzentrisch positioniert sind und in dieser Doppelstruktur Gefahr laufen, zwischen beiden Position zu oszillieren, so dass wir uns entweder in der sich konzentrisch um uns schließenden, feindgetönten Umwelt oder in der exzentrischen Distanz zu den eigenen Impulsen und Emotionen verlieren können. Es ist also die Aufgabe einer

---

229 Frank, M.: Selbstbewusstsein und Selbsterkenntnis. Stuttgart, 1991; vgl. auch Sartre, J.P.: Das Sein und das Nichts. Reinbek bei Hamburg, 1993, S.165
230 Plessner, H.: Die Stufen des Organischen und der Mensch. Berlin, New York, 1975

Philosophischen Anthropologie, die Plausibilität der Leitsymptome psychischer Erkrankungen zu prüfen, nicht aber, sie zu begründen. Entsprechend ist auch ein Missverständnis zu klären, das sich in Bezug auf Heideggers[231] Existenzial der Befindlichkeit und der jeweils ontisch so-und-so ausgeprägten Stimmung ergeben kann: Die Befindlichkeit lässt sich nicht auf eine Funktionsfähigkeit reduzieren, aber es ist umgekehrt möglich zu prüfen, ob ein affektiver Schwingungsverlust eine für das menschliche Leben relevante Funktionsbeeinträchtigung darstellt, wenn man mit Heidegger postuliert, dass das »In-der-Welt-Sein« jeweils bereits durch eine bestimmte Stimmung geprägt ist. Wenn also durch eine Affektstarre das Spektrum der Stimmungen massiv eingeschränkt wird, reduziert sich nicht nur die Bandbreite der jeweils (ontisch) möglichen Stimmungen mit allen individuell möglichen nachteiligen Folgen – wenn wir hier Heidegger folgen, kann die Lebensrelevanz der Affektstarre aufgrund der generellen Bedeutung zugesprochen werden, die die Befindlichkeit für das menschliche »Dasein« in der Welt besitzt.

Aber wie bereits betont reicht die Definition generell lebensrelevanter Funktionsfähigkeiten, deren Störung das notwendige Ausgangskriterium einer Definition psychischer Erkrankung ist, für die Diagnose einer klinisch relevanten Erkrankung nicht aus. Hinzukommen muss ein für die jeweilige betroffene Person nachteiliger Zustand, wobei zwischen dem individuellen Leid, das Menschen erfahren können, wenn entsprechende Krankheitssymptome vorliegen, und der unabhängig davon möglichen Beeinträchtigung der basalen sozialen Teilhabe im Sinne einer Störung der Körperpflege, Nahrungsaufnahme etc. unterschieden werden muss. Letztere kann beispielsweise bei Demenzkranken auch dann vorliegen, wenn diese unter ihrem Zustand subjektiv nicht leiden. Im angloamerikanischen Sprachgebrauch werden die lebensrelevanten Funktionsstörungen unter dem Begriff »disease« verhandelt, das individuelle Leiden unter dem der »illness« und die eingeschränkte soziale Teilhabe unter dem Begriff der »sickness«. Nur wenn Krankheitssymptome im Einzelfall von Leid oder einer massiven Beeinträchtigung der sozialen Teilhabe begleitet sind, sollte man also von einer klinisch relevanten Erkrankung sprechen.[232]

---

231 Heidegger, M.: Sein und Zeit. Tübingen, 2006
232 Heinz, A., 2014, a. a. O., S. 333

2 Psychische Krankheit versus psychische Gesundheit

2.1 Einführung

Wenn in einer ersten Annäherung psychische Krankheit als das Auftreten lebensrelevanter Funktionsstörungen in Kombination mit individuellem Leid oder schwer beeinträchtigter sozialer Teilhabe definiert wird, stellt sich die Frage, ob mittels dieses Krankheitsverständnisses ein Kriterium gewonnen werden kann, das in seiner Negation zur Definition psychischer Gesundheit hinreicht. Könnte also psychische Gesundheit allgemein als Abwesenheit psychischer Krankheit definiert werden? Die Antwort lautet »nein«, und zwar aus verschiedenen Gründen. Zum einen ergeben sich bei einer solchen Definition Probleme der Bezeichnung bestimmter Zustände erkrankter Personen. Ein Mensch beispielsweise, der an einer affektiven Psychose leidet, die durch rezidivierende Phasen mit manischer oder depressiver Symptomatik gekennzeichnet ist, kann im Intervall beschwerdefrei sein. Er oder sie fühlt sich also »gesund«. Falls er, um diesen Zustand aufrechtzuerhalten, jedoch z.B. eine prophylaktisch wirksame Medikation einnimmt, wäre ihm, laut Culver und Gert, auch dann eine Krankheit zu attestieren, wenn unter dieser Medikation kein erhöhtes Risiko gegenüber der Gesamtbevölkerung bestünde, wieder eine manische oder depressive Phase zu erleiden. Denn eine solche Medikation würde die Freiheit der Person einschränken, unabhängig von Medikamenten zu leben, also eine Beeinträchtigung darstellen, die laut Culver und Gert Krankheit kennzeichnet.[233] Wenn psychische »Gesundheit« jedoch nur durch Abwesenheit psychischer Krankheit zu kennzeichnen wäre, könnte eine solche Person nie »gesund« genannt werden. Beim akuten Auftreten einer depressiven Phase wäre es zudem sinnlos, von einer Erkrankung zu sprechen, denn wie sollte ein bereits Kranker an seiner eigenen Erkrankung erkranken?

Hier könnte eingewandt werden, dass die deutsche Sprache nicht zwischen »krank« im Sinne von »akut erkrankt« und »krank« im Sinne des Vorliegens einer Krankheit unterscheide, das Englische dagegen biete diese Differenzierung in den Begriffen »illness« (als Leiden an der akuten Erkrankung)[234] und »disease« (als Krankheit, die nicht durch Symptome, sondern auch durch ein erhöhtes Risiko gekennzeichnet sein kann, akut zu erkranken). Hinzu kommt der Begriff der

---

233 Culver, C., Gert, B., a.a.O., S. 81
234 a.a.O., S. 66

»sickness« als Bezeichnung für die beeinträchtigte soziale Teilhabe.[235] Culver und Gert schlagen als diese unterschiedlichen Aspekte umfassenden Begriff das Wort »malady« für eine klinisch relevante Erkrankung vor.[236]

Ein Mensch mit einer affektiven Psychose als klinisch relevanter Erkrankung (»malady«) muss dennoch nicht akut krank (»ill«) sein. Heißt das aber, dass von Gesundheit gesprochen werden kann, falls er oder sie ohne Medikation im Intervall symptomfrei ist? Da ein erhöhtes Krankheitsrisiko besteht, muss von dem Vorliegen einer »Krankheit« (»malady«) ausgegangen werden. Wenn Gesundheit durch Abwesenheit von Krankheit definiert ist, dürfte nicht von »Gesundheit« gesprochen werden. Der Betroffene wäre im Intervall also keinesfalls gesund, allenfalls symptomfrei. Eine solcherart starre Pathologisierung ehemals erkrankter Personen würde diese Menschen aber in ihrer Krankenrolle festschreiben und das Postulat, auch die »gesunden« Anteile eines Menschen zu beachten und zu fördern, zu einer inadäquaten Redensweise erklären. Darüber hinaus kann sich kein »gesunder« Mensch wirklich sicher sein, ob sie oder er nicht die Anlage zu einer psychischen Krankheit mit sich bringt (sei sie erworben oder vererbt). Wenn die Abwesenheit von Krankheit eine notwendige und hinreichende Bedingung für die Definition seelischer Gesundheit sein soll, könnte eigentlich niemand als gesund bezeichnet werden, da ja nie bekannt ist, ob nicht doch ein erhöhtes Risiko vorliegt, Beeinträchtigung, Schmerz oder Tod zu erleiden.

Zudem bestünde die Gefahr, einer Art Gesundheitsfanatismus zu verfallen. Bereits heutzutage »subtrahiert« beispielsweise Peter Singer [237] Krankheit von Gesundheit, wenn er die Verwendung von »quality adjusted life years« (»QUALY«) für die Rationalisierung des Gesundheitswesens empfiehlt. Eine Person, die ein Jahr ihres Lebens, das durch eine chronische Erkrankung beeinträchtigt wird, gegen ein halbes Jahr Beschwerdefreiheit (Gesundheit) tauschen würde, bekäme demnach eine um den Faktor 0,5 reduzierte Bewertung jedes weiteren Lebensjahres zugemessen. Je nach dem Wert der folgenden Lebensjahre sollen dann die Ressourcen im Gesundheitswesen verteilt werden. Welche Stellung man auch immer zu dieser Art Selektion einnimmt, die enge Verknüpfung des Krankheits- mit dem Gesundheitsbegriff ermöglicht es zumindest, jedem Erkrankten den Wert abzusprechen, der allgemein »Gesundheit« zugestanden wird.

Eine solche Verknüpfung könnte jedoch dann vermieden werden, wenn »Gesundheit« nicht mit der Abwesenheit von »Krankheit« gleichgesetzt wird, sondern Kriterien benannt werden, die Gesundheit unabhängig vom Krankheitsbegriff definieren. Manifeste Kennzeichen seelischer Krankheit im Sinne der lebensrelevanten Funktionsstörung, des Leids und der beeinträchtigten sozialen Teilhabe

235 Boorse, C., a.a.O., S.63: Boorse definiert Krankheit als Artabweichung, akute Erkrankung (»illness«) als unerwünschte Symptomatik. Zur Unterscheidung von »disease«, »illness« und »sickness« vgl. Heinz, 2014, a.a.O., S.98 ff.
236 Culver, C., Gert, B., a.a.O., S.66
237 Peter Singer zitiert nach: Richardson, J.: The accountant as triage master. Bioethics 1, 1987, S.226-240; vgl. auch Kuhse, H., Singer, P.: The quantity/quantity-of-life discussion and its moral importance for nurses. International Journal of Nursing Studies 26, 1989, S.203-212

schließen dann nicht aus, dass eine Person anhand eigenständiger Kriterien als gesund bezeichnet werden kann: An Stelle einer »Entweder-oder«-Entscheidung oder einer einfachen quantitativen Subtraktion kranker von gesunden Anteilen muss dann eine qualitative Einschätzung erfolgen, die untersucht, inwiefern Leid, soziale Ausschließung oder krankheitsrelevante Funktionsstörungen jene Eigenschaften oder Fähigkeiten der betroffenen Person beeinflussen, die als notwendige Kennzeichen seelischer Gesundheit benannt werden. Ein Mensch könnte also psychopathologische Symptome aufweisen und dadurch beeinträchtigt sein und dennoch über wichtige Eigenschaften verfügen, die von den Symptomen entweder gar nicht betroffen sind oder in der Auseinandersetzung mit ihnen überhaupt erst ermöglicht werden und so als Zeichen seelischer Gesundheit gelten. Eine solche Auffassung vertritt auch Lennart Nordenfelt,[238] der postuliert, dass Gesundheit »klar« über die Abwesenheit von Krankheit hinausgehe.[239] Gesundheit sei eine »Funktion der Fähigkeit einer Person, intentionale Handlungen durchzuführen und Ziele zu erreichen«,[240] die trotz Vorliegen einer Erkrankung gegeben sein kann. Will man die Diversität menschlicher Lebenswege und -gestaltungen respektieren, sind hier relativ »formelle« Kriterien der Gesundheit im Sinne von Ermöglichungsbedingungenvariabler Handlungen gefragt, deren individuelle Ausgestaltung ganz unterschiedlich sein kann.

Eine solche Auffassung seelischer Gesundheit verhindert nicht den möglichen Missbrauch durch ökonomisch orientierte Selektion. Diese ist mit anderen Argumenten und Vorgehensweisen zu bekämpfen. Das Postulat einer qualitativen Einschätzung des Einflusses von Krankheitssymptomen auf seelische Gesundheit und die Ablehnung einer einfachen, quantifizierenden Subtraktion verweigert jedoch zumindest die rationalisierende Bewertung seelischer Gesundheit. Die somit zu nennenden Kriterien seelischer Gesundheit sollen im Folgenden anhand des Gesundheitsbegriffs verschiedener psychotherapeutischer Schulen erarbeitet werden. Denn »seelische Gesundheit« kann als gemeinsames Ziel der therapeutischen Anstrengungen dieser Schulen benannt werden. Eine solche »pragmatische« Wende vermeidet zudem den Zirkelschluss, der sich ergibt, wenn positiv bewertete Fähigkeiten »des Menschen« abstrakt definiert und dann in einem an dem so konstituierten Menschenbild orientierten Gesundheitsbegriff wiedergefunden werden.

---

238 Nordenfelt, L.: Die Begriffe der Gesundheit und der Krankheit: Eine erneute Betrachtung. In: Schramme, T. (Hrsg.) Krankheitstheorien, Berlin, 2012, S. 223-235
239 a. a. O., S. 231
240 a. a. O., S. 233

2.2 Psychische Gesundheit als Ziel psychoanalytischer Therapie

Psychoanalytische Therapieziele lassen sich nicht unabhängig vom Stand der psychoanalytischen Theoriebildung darstellen. Im Folgenden sollen also Freuds Krankheitsmodelle und die damit verbundenen therapeutischen Ansätze sowie die Erweiterungen durch einige spätere Psychoanalytiker diskutiert werden, die sich auf die Bedeutung der früheren »Objektbeziehungen« zur Entwicklung seelischer Gesundheit berufen.

Freuds Krankheitsmodell durchlief im Laufe seiner Theoriebildung mehrere Revisionen, so dass hier von »Krankheitsmodellen« gesprochen werden soll. Ausgehend von einer Bewusstmachung abgespaltener Erinnerungen durch Hypnose finden sich bereits in dem »Studium über Hysterie« (1892) erste Hinweise auf die therapeutische Wirkung der von Freud und Breuer angewandten »kathartischen Methode«. Demnach waren bei den hysterischen Patientinnen bestimmte Erlebnisse nicht »abreagiert« worden. Freud ging damals davon aus, dass ein Erlebnis als »Vorstellung« und »Affekt« in der Psyche vorliege, und dass eine »energische Reaktion« auf das affizierende Ereignis, wie z. B. zu weinen oder einen Racheakt auszuführen, den Affekt zur »Entladung« bringen könne, so dass die Erinnerung verblasse.[241]

Psychische Gesundheit wird demnach durch die Möglichkeit einer direkten, emotionalen Reaktion auf einen (traumatisierenden) Vorgang gekennzeichnet, während bei den beobachteten Patientinnen ein krankheitsauslösender Vorgang einsetzte: Die Erinnerung wurde abgespalten, so dass sie auch nicht durch »andere Vorstellungen« korrigiert werden kann, während die Affekte »eingeklemmt« sind und somit unverändert fortwirken können.[242] Die Kranken leiden also an den nicht »abreagierten« Erinnerungen.[243] Das implizit von Freud und Breuer hier vertretene Modell psychischer Gesundheit ist demnach eines einer spontanen, affektiven Reaktion auf Lebensereignisse, wobei unter »Abreagieren« nicht unkontrollierte Gefühlsausbrüche, sondern durchaus auch verbales und non-verbales zielgerichtetes Handeln verstanden wurde.[244]

Als weiteres Moment psychischer Gesundheit nennen Freud und Breuer die Erfahrung positiver Wertschätzung oder Anerkennung der eigenen Person bzw. der »eigenen Würde«. Eine verletzende Erfahrung, die bewusst verarbeitet wird, werde nämlich durch »Assoziation«, also kognitives In-Beziehung-Setzen mit Erfahrungen des eigenen Wertes, relativiert, so dass sich der mit dem traumatisierenden Ereignis verbundene Affekt ebenfalls abschwäche. Eine Verletzung der Würde der Person kann also durch vorausgehende Erfahrung der Anerkennung der eigenen

---

241 Freud, S., Breuer, J.: Über den psychischen Mechanismus mystischer Phänomene (1892). In: (dies.), Studien über Hysterie. Frankfurt/M., Fischer, 1970, S. 11
242 a. a. O., S. 18
243 a. a. O., S. 10
244 a. a. O., S. 11

Person auch durch die Möglichkeit kommunikativer und affektiver Handlungen korrigiert werden.[245]

Im weiteren Verlauf seiner Theoriebildung ging Freud kaum noch auf die in diesen frühen Schriften angelegten Modelle psychischer Gesundheit ein, die eine Anerkennung der eigenen Person und die Fähigkeit zum Ausdruck der Gefühle als Momente »gesunder« psychischer Verarbeitung von Verletzungen betonen. Vielmehr wandte sich Freud den Mechanismen der Abspaltung bzw. Verdrängung traumatisierender Erlebnisse zu.

Eine weitere Veränderung in Freuds Theoriebildung ergab sich, als er die Vorstellung eines die Neurose auslösenden Traumas zu Gunsten einer »angeborenen Veranlagung« aufgab.[246] An die Stelle eines verletzenden Erlebnisses, das aus Vorstellung und Affekt bestehen solle, trat nun die Bedeutung eines objektgerichteten Triebes, wobei weiterhin zwischen der Vorstellung des Objekts und dem »Energiebetrag« des Triebes unterschieden wurde, der dieses »Objekt« (ähnlich wie vorher der »Affekt«) besetzen soll. Kommt es nun zur Versagung der Triebbefriedigung, so muss z. B. die sexuelle Triebenergie vom äußeren, gewünschten Objekt »abgezogen« und als Spannung in der Psyche ertragen werden.[247] Sofern es in der bisherigen Triebentwicklung eine Störung auf einer bestimmten, in geordneter Weise zu durchlaufenden Stufe gegeben hat, besteht die Gefahr, dass durch eine Enttäuschung im späteren Leben die Triebbefriedigung beeinträchtigt wird und die aufgestaute Triebenergie auf der Stufe zum Ausbruch kommt, die durch die frühere Entwicklungsstörung zur »Schwachstelle« geworden ist. Der Vorgang der »Rückkehr« der Libido auf ein frühes Entwicklungsniveau wird als »Regression« bezeichnet. Da Freud beispielsweise die Homosexualität als natürliche Durchgangsstufe in der sexuellen Entwicklung des Kindes ansah, nahm er an, dass bei (heterosexueller) Versagung ein Triebdurchbruch auf (regressivem) homosexuellem Niveau auftreten könne. Wenn das »Ich« dieser »Perversion« allerdings Widerstand entgegensetzte, käme es nicht zur Manifestation des regressiven Triebniveaus, sondern zur Bildung des »neurotischen« Symptoms als einer Kompromisslösung zwischen Triebwunsch und Verdrängung.[248] Unter dem Einfluss evolutionistischer Entwicklungsmodelle des Menschen, wie die beispielsweise von Jackson[249] vertreten wurden, wurde psychische Gesundheit jetzt also mit dem störungsfreien Durchlaufen dieser Entwicklungsstufen identifiziert.

An die Stelle einer Theorie über die Notwendigkeit gegenseitiger Anerkennung und Wahrung der persönlichen Würde zur Ausbildung psychischer Gesundheit trat

---

245 a. a. O., S.11-12
246 Freud, S.: Gesammelte Werke (GW), Bd. V, S. 149. Vgl. auch Abraham, K: Gesammelte Werke, Bd. II. Frankfurt/M., 1971, 129 sowie Masson, J.M.: Was hat man dir, du armes Kind, getan? Siegmund Freuds Unterdrückung der Verführungstheorie. Reinbek bei Hamburg, 1986
247 Freud, S., GW, Bd. VIII, S. 298
248 Freud, S., GW, Bd. XI, S. 365
249 Jackson, J.H.: Die Croon-Vorlesungen über Abbau und Aufbau des Nervensystems. Berlin, 1927, S. 7 ff.

also eine Theorie biologisch eindimensional zu durchlaufender Entwicklungsstufen. Diese hat sich in der psychoanalytischen Theoriebildung bis heute erhalten können, auch wenn Jacksons Vorstellung vom Zentralnervensystem als einer Art biologischen Kasernenhofs mit unbedingter Unterordnung der entwicklungsgeschichtlich älteren und niederen Zentren unter die vorgesetzten »höheren« Hirnzentren dem reaktionären Politikverständnis zeitgenössischer Gesellschaft entnommen war und entsprechend neuerer Erkenntnisse über die Interaktion verschiedener Hirnstrukturen nicht mehr aufrechterhalten werden kann.[250]

Entsprechend dieser Wandlung in der Theoriebildung veränderte sich auch Freuds Vorstellung von der notwendigen therapeutischen Interaktion zwischen Arzt und Patient. Nicht mehr der emotionale Ausdruck der Erinnerung an ein traumatisches Ereignis ist Ziel der Therapie, sondern die bewusste Verarbeitung der ubiquitär lauernden infantilen Triebwünsche. Ist auf dem schwierigen Weg der sexuellen Triebentwicklung die umfassende Gefahr einer Fixierung und damit Bildung einer Schwachstelle in dieser Höherentwicklung gegeben, so ist der Mensch jederzeit durch das Auftreten unziemlicher, atavistischer Strebungen bedroht. Ganze Bereiche der Menschheit sollen diese »biologisch« notwendige Entwicklung verfehlt haben: Während die sogenannten »Primitiven« zu dieser Höherentwicklung angeblich gar nicht fähig seien und auf dem Stadium des ursprünglichen Wunschdenkens verblieben,[251] misslinge sie zumindest auch beim »reinsten und ältesten Typus des Weibes«, das sich nach Ansicht Freuds nicht aus der narzisstischen Selbstliebe lösen könne.[252] Das Ziel psychoanalytischer Therapie ist dementsprechend die Bewusstmachung der von den unbewussten, infantilen Triebwünschen besetzten Vorstellungen, so dass sie einer bewussten Kontrolle unterliegen können. Der dunkle Sumpf lustvoller Triebe muss ausgetrocknet werden, ähnlich wie die »Zuydersee«: »Wo Es war, soll Ich werden.«

Was als Analyse traumatisierender zwischenmenschlicher Beziehungen begann, ist zur Apologie der bisherigen europäischen Kulturgeschichte geworden. Soll das »Ich« nicht im vermeintlich »primitiven« und »irrationalen« Charakter[253] der Wünsche versinken, müssen diese der Herrschaft rationaler Überlegungen unterworfen werden. Diese rationalen Überlegungen ermöglichen es dem »Ich«, seiner Funktion der »Problemlösung« gerecht zu werden. Sollten die »Ich«-spezifischen Lösungsmethoden nicht effektiv sein, sollen sich die theoretischen Anstrengungen darauf richten, die Kompetenz bei der Problemlösung zu verbessern.[254]

Die unterschiedliche Wertigkeit interpersonaler Beziehungen für Freuds Theoriebildung lässt sich bis in die Entwicklung einzelner theoretischer Begriffe

250 a. a. O., S. 43 ff.; zur Kritik vgl. Heinz, A., 2002, a. a. O., Kap. 56 S. 171 ff.
251 Freud, S., GW, Bd. X, a. a. O., S. 140
252 Freud, S., GW, Bd. X, a. a. O., S. 155 ff.
253 Freud, S., GW, Bd. XV, a. a. O., S. 86
254 Fischer, C., Steinlechner, M.: Der Krankheitsbegriff der Psychoanalyse. In: Fritz, A., Petzold, H. (Hrsg.): Der Krankheitsbegriff in der modernen Psychotherapie. Paderborn, 1992, S. 84

hinein verfolgen. So betonte Freud noch 1905 die Bedeutung der Beziehung des Säuglings wenigstens zu einem Teilaspekt der Mutter, ihrer »Brust«, für eine gesunde Entwicklung des Kindes.[255] Im Jahre 1911 hingegen ging Freud in der Schreber-Studie von einem ursprünglichen »Autoerotismus« des Säuglings aus. Demnach werden die Triebe am eigenen Körper befriedigt, die Nahrungsaufnahme wird halluziniert und die Gabe der Brust fällt sozusagen akzidentell mit diesen Halluzinationen zusammen.[256] In der Folge verließ Freud, jedoch diesen Versuch wieder, den Säugling als quasi eigenständiges Wesen zu charakterisieren, dessen ursprüngliche Bedürfnisse sich nur auf sich selbst richten. Er splitterte den Triebbegriff in verschiedene Partialtriebe auf, von denen sich einige von Anfang an auf (in Freuds Sprachgebrauch zu »Objekten« verdinglichte) Personen richten sollen.[257] Weiterhin unterschied er zwischen Objektbeziehungen, die vor bzw. nach Bildung der psychischen Struktur des »Ich« entstünden (1938). Erst mit Entstehung dieses »Ich« sollen äußere Objekte vom eigenen Köper unterschieden werden können.[258]

Teilweise unter Bezug auf einzelne Stadien Freudscher Theoriebildung, teilweise aufgrund eigener Beobachtungen betonten andere Psychoanalytiker zunehmend die Bedeutung der »Objektbeziehungen«, also der zwischenmenschlichen Beziehungen, für die gesunde Entwicklung des Kindes. Während sich Melanie Klein vor allem auf die Bedeutung des »Teilobjekts Mutterbrust« bezog,[259] verwies Michael Balint auf die Bedeutung uranfänglicher Liebesbeziehungen zwischen Säugling und Umwelt für dessen Entwicklung.[260]

Anknüpfend an Melanie Klein versuchte der Kinderarzt und Psychoanalytiker Donald Winnicott, die Bedeutung verschiedene Stadien der Mutter-Kind-Beziehung für die gesunde Entwicklung des Kindes aufzuzeigen. Ausgangspunkt der nachgeburtlichen Entwicklung ist demnach die absolute Abhängigkeit des Säuglings von der Mutter, wobei diese die Bedürfnisse des Kindes einfühlend erkennen muss.[261] In Abhängigkeit von dieser Fähigkeit der Mutter bildet sich die Vorstellung eines »guten Objekts« in der psychischen Realität des Individuums, so dass in der Folge die kurzfristige Abwesenheit der Mutter ertragen werden kann und das Kind zunehmend die Fähigkeit zum Alleinsein und zur Selbstständigkeit erwerbe.[262] Erik Erikson sprach in diesem Zusammenhang von der Entstehung des »Urvertrauens« in der primären Mutter-Kind-Beziehung als Grundlage späterer gelungener interpersonaler Beziehungen.[263]

---

255 Freud, S., GW, Bd. V, a. a. O., S. 122
256 Freud, S., GW, Bd. VIII, a. a. O., S. 232
257 Freud, S., GW, Bd. X, a. a. O., S. 277
258 Freud, S., GW, Bd. XVII, a. a. O., S. 115
259 Klein, M.: Die Bedeutung der Symbolbildung für die Ich-Entwicklung. In: (dies.): Das Seelenleben des Kleinkindes. Stuttgart, 1962, S. 147
260 Balint, M.: Therapeutische Aspekte der Regression. Stuttgart, 1970, S. 80
261 Winnicott, D.W.: Die Theorie von der Beziehung zwischen Mutter und Kind. In: (ders.): Reifungsprozesse und fördernde Umwelt. Frankfurt/M., 1984, S. 56-59
262 Winnicott, D.W.: Die Fähigkeit zum Alleinsein, a. a. O., S. 36-46
263 Erikson, E.H.: Kindheit und Gesellschaft. Stuttgart, 1965, S. 240

Gemeinsam ist all diesen psychoanalytischen Theorien der Verweis auf die Bedeutung früher interpersonaler Beziehungen für die gesunde Entwicklung des Menschen. Das Erlebnis der »einfühlenden« Anerkennung der Bedürfnisse des Säuglings durch die Mutter oder eine andere Bezugsperson schafft demnach ein grundlegendes Gefühl der Sicherheit, von dem aus nach und nach die Ablösung und Individuation des Kindes erfolgen kann. Auf der Grundlage dieser ursprünglichen Erfahrung sollen dann auch die auftretenden, aggressiven Impulse des Kindes nach und nach integriert werden können.[264]

Damit ergibt sich in gewissem Sinne ein Rückgriff auf frühe Thesen Freuds, der ja in der Verletzung der »Würde des Menschen« in den interpersonalen Beziehungen einen Krankheitsfaktor gesehen hatte. Entsprechend der Betonung der zwischenmenschlichen Zuwendung erfolgten auch Modifikationen der psychoanalytischen Behandlungsverfahren. Insbesondere gegenüber Patienten, bei denen eine Störung der frühesten Objektbeziehungen angenommen wurde, also z. B. schizophrenen Patienten, sollte an die Stelle einer neutral deutenden Haltung aktive Anteilnahme treten, die den Patienten die korrigierende Erfahrung einer stabilen und gewährenden Zuwendung vermitteln sollte.[265] Aufgrund des psychoanalytischen Dogmas, nach dem die traumatisierende Erfahrung lebensgeschichtlich umso früher erfolgt sein muss, je »schwerer« die psychische Störung ist,[266] führte dies allerding zum Versuch einer Bemutterung infantilisierter Patienten: So fütterte Gertrud Schwing die angeblich regredierten Schizophrenen.[267] Problematischer noch erscheint die Rechtfertigung paternalistischer Bevormundung der Patienten, die sich aus solchen Theorien ergab. So rühmte sich Paul Federn, aufgrund einer (heute absurd erscheinenden) Theorie der mangelnden libidinösen Besetzung der »Ich-Grenzen« Schizophrener und ihrer möglichen Schwächung durch Masturbation, diese imaginären Grenzen schon vor der Zeit des Faschismus und entgegen dem »gesetzlichen Verbot« in Österreich »mit Unterstützung Wagner-Jaureggs« durch Sterilisation gestärkt zu haben.[268]

Allerdings muss man betonen, dass solche Übergriffe psychoanalytischer Rechtfertigung nicht bedurften. Bereits 1875 überimpfte Wagner von Jauregg aus »wissenschaftlichem Interesse« das Recurrens-Bakterium auf Geisteskranke. Eine »als Nebenbefund« auffällige psychische Besserung führte zu weiteren Experimenten mit Infektion durch Malaria- und Tuberkulose-Erreger. Schließlich brachte die Besserung Syphiliskranker durch Malariainfektion auch höchste wissenschaftliche Anerkennung mit sich: Wagner von Jauregg erhielt dafür den Nobelpreis für Medizin. Insgesamt wurden bis 1931 mindestens 1600 Menschen

---

264 Klein, W.: Über das Seelenleben des Kleinkindes, a. a. O., S. 147 -vgl. auch Winnicott, D. W., Moral und Erziehung, a. a. O, S. 133

265 Federn, P.: Grundsätzliches zur Psychotherapie bei latenter Schizophrenie. In: (ders.): Ich-Psychologie und die Psychosen. Frankfurt/M., 1978, S. 123

266 Freud, S., GW, Bd. VIII, a. a. O., S. 314

267 Federn, P., a. a. O., S. 123

268 a. a. O., S. 111

wegen ihrer psychotischen Erfahrung einer Fieber- und Injektionskur unterzogen.[269]

Erkenntnisse über die Bedeutung der frühkindlichen, interpersonalen Beziehungen und des »mütterlichen« Einfühlungsvermögens für die Entwicklung des Menschen sichern also noch keineswegs die Anerkennung der Integrität und Würde psychiatrischer Patienten. Was als Faktor psychischer Gesundheit in der Entwicklung des Kindes erkannt wird, wird demnach nicht automatisch als Bedingung der Aufrechterhaltung oder Wiederherstellung psychischer Gesundheit im Erwachsenenalter gesehen.

2.3 Psychische Gesundheit als Ziel der Gesprächspsychotherapie

Die »wissenschaftliche Gesprächspsychotherapie«, von Carl Rogers begründet, betont gegenüber der Psychoanalyse die Bedeutung der »Empathie« als eines »präzisen, einfühlenden Verstehens« sowie des »bedingungsfreien Akzeptierens« für die Entwicklung des Menschen, und zwar nicht nur in der frühen Mutter-Kind-Beziehung, sondern auch in der therapeutischen Arbeit.[270]

Rogers, der als Sozialarbeiter keine Ausbildung als Psychoanalytiker in den USA absolvieren konnte, konzentrierte sein Forschungsinteresse auf jene Eigenschaften des Therapeuten bzw. der therapeutischen Beziehung, die notwendigerweise vorhanden sein müssen, um das Therapieergebnis positiv zu beeinflussen.[271] An die Stelle einer Rekonstruktion der individuellen Lebensgeschichte trat also die Konzentration auf die Struktur der therapeutischen Beziehung, die für einen heilenden Effekt notwendig sein soll. »Einfühlendes Verstehen« und »Akzeptanz« sollen den Patienten helfen, die Gesamtheit seiner Erfahrungen für die Bewältigung seiner Probleme und Schwierigkeiten einsetzen zu können.

Diesem Ansatz liegt ein Verständnis von psychischer Krankheit als »Inkongruenz« zwischen dem »Selbstkonzept« einerseits und der »ganzheitlichen Erfahrung« bzw. den »Selbstverwirklichungstendenzen« des Individuums anderseits zugrunde.[272] Demnach sind Individuen von sich aus mit der »Tendenz zur Entfaltung aller Kräfte« ausgestattet, die Rogers auch »Aktualisierungstendenz« nannte und die im Gegensatz zur Freud'schen Trieblehre nicht auf eine notwendige Zügelung oder Kontrolle verweist, die zur Gesellschaftsfähigkeit dieser Tendenz erst noch hinzu-

269 Boss, M.: Von der Psychoanalyse zur Daseinsanalyse. Wien, München, Zürich, 1979, S. 22 ff.
270 Rogers, CR.: Therapeut und Klient. Grundlagen der Gesprächstherapie, Frankfurt/M., 1983, S. 22–30
271 Davison, G.C., Neale, J.M., a. a. O., S. 494
272 Rogers, CR., a. a. O., S. 41-45

treten muss.[273] Als paradigmatische Situation wählt Rogers das Beispiel des Kleinkindes, das trotz aller Frustration laufen lernt, damit eine natürliche »Reife« erwirbt und die soziale Umwelt bereichert,[274] während Freud sich an Hobbes' »homo homini lupus«, der Hypothese von einer primären »grausamen Aggression«, orientiert, die den Menschen bestimmen soll und die in der Kultur bezähmt werden muss.[275] Dementsprechend ist psychische Gesundheit für Rogers das Resultat einer ungestörten Entfaltung der Anlagen des Kindes und kein labiler Kompromiss zwischen drohendem Triebdurchbruch und Ich- bzw. Über-Ich-Kontrolle. Psychische Krankheit entsteht also als Störung dieser »natürlichen« Entfaltungstendenz.

Unter dem Einfluss des Analytikers Otto Rank macht Rogers – ganz im Sinne der Psychoanalyse – die lebensgeschichtlichen Erfahrungen des Individuums, insbesondere das Eltern-Kind-Verhältnis, für die Entstehung psychischer Krankheit verantwortlich. Wenn die Eltern die Selbstverwirklichungstendenz des Kindes nicht wahrnehmen oder wertschätzen, entsteht eine Inkongruenz zwischen der ganzheitlichen Erfahrung des Kindes und seinem Selbstbild, das es unter den Einfluss der Eltern aus den von ihnen bejahten Eigenschaften aufbaut.[276] Der Gesprächstherapeut Finke sieht dabei verschiedene Möglichkeiten »pathogener« elterlicher Beziehungsmuster: das der »mangelnden Akzeptanz« von Seiten der Bezugspersonen, mangelnde »Empathie« bzw. »Vereinnahmung« durch die Bezugspersonen und »Ambivalenz« im Sinne einer widersprüchlichen Bezugsaufnahme durch die Eltern.

Das Kind identifiziert sich mit den Forderungen der Eltern, wodurch ein »falsches« Selbstbild entsteht, das wesentliche, von den Eltern nicht akzeptierte Wünsche oder Selbstverwirklichungstendenzen, wie z. B. »Autonomiebestrebungen« nicht als integralen Bestandteil enthält. Damit ist die Ganzheitlichkeit eigener Erfahrungen nicht mehr gegeben. Bestimmte Erfahrungen können nicht mehr wahrgenommen werden, ohne das Selbstbild zu gefährden. Es resultiert eine »Verschlossenheit« gegen sich selbst und gegenüber der »Erfahrung von Welt«.[277]

Dieser Zustand der »Verschlossenheit« führe jedoch erst dann zum Leiden, wenn die Inkongruenz zwischen eigenen Wünschen oder Aktionalisierungstendenzen und dem Selbstkonzept aufgrund bestimmter Erfahrungen zumindest »partiell« nicht mehr verleugnet werden kann. Diese Inkongruenz werde dann als quälender Mangel an »interner Konsistenz« erlebt. Das Krankheitssymptom sei nun entweder direkter Ausdruck des Leidens oder eine verzerrte Symbolisierung der bedrohlichen Erfahrung. Finke sieht in der Symptombildung eine Möglichkeit, die Inkongruenz zwischen der aktuellen Erfahrung eines Beziehungsproblems und dem Selbstkonzept weiter zu verleugnen. Erlebt wird also nicht der zwischen-

273 Vgl. Freud, S.: Das Unbehagen in der Kultur, GW, Bd. XIV, a. a. O., S. 434 ff.
274 Rogers, C.R., a. a. O., S. 41-42
275 Freud, S., GW, Bd. XIV, a. a. O., S. 471
276 Finke, J.: Die gesprächspsychotherapeutische Krankheitslehre unter dem Aspekt der ätiologischen Orientierung. GwG (Gesellschaft für wissenschaftliche Gesprächspsychotherapie) Zeitschrift 82, 1991, S. 25-29
277 Finke, J., a. a. O., S. 27

menschliche Konflikt, der das Selbstbild bedrohen könnte, sondern nur noch die Inkongruenz zwischen einem unverständlich bleibenden Symptom und dem Selbstkonzept.[278]

Therapeutisches Konzept ist demgegenüber, dem Individuum die Gesamtheit seiner Erfahrungen wieder zugänglich zu machen. Das Mittel hierzu ist die Aufnahme einer zwischenmenschlichen Beziehung, die durch »einfühlendes Verstehen« und »Akzeptanz« und jene Strebungen des Gegenübers zur Wahrnehmung kommen lässt, die sich dieser bisher aufgrund seines Selbstbildes nicht zugestehen konnte. Die von Rogers genannten therapeutischen »Variablen«, die für das Gelingen der Therapie entscheidend sein sollen, sind also gewissermaßen Umkehrungen elterlicher, pathogener Beziehungsmuster: Wertschätzung soll an die Stelle mangelnder Akzeptanz, einfühlendes Verstehen an die Stelle einer Vereinnahmung und Offenheit bzw. Echtheit des Therapeuten an die Stelle widersprüchlicher Bezugsaufnahme treten. Die Grundlage einer solchen Therapie ist eben die Überzeugung, dass abgespaltene Wünsche oder Bedürfnisse wahrgenommen und bejaht werden können. Bei Aufhebung der »Wahrnehmungsverweigerung«[279] droht nicht die Überschwemmung des Ich mit aggressiven, aber realitätsfernen Triebwünschen, da destruktive, aggressive Impulse nicht als primäres Kennzeichen des Individuums, sondern als Resultat einer misslungenen zwischenmenschlichen Interaktion gesehen werden, die durch Psychotherapie wahrgenommen und in der therapeutischen Beziehung korrigiert werden können. Erschreckende oder bedrohliche Empfindungen oder Gedanken sollen in ihrer Genese verstanden und müssen somit zunehmend weniger gefürchtet und verleugnet werden.[280]

Hier besteht also eine auffällige Gemeinsamkeit mit den Psychoanalytikern, die die Bedeutung interpersonaler Objektbeziehungen in der kindlichen Entwicklung wie in der analytischen Therapie betonen. So sprach Erikson von der in der Therapie notwendigen »Wiedererrichtung des Vertrauens«, das der Patient verloren habe,[281] und der Psychoanalytiker Gaetano Benedetti verwies auf die Möglichkeit, dass Patienten in der analytischen Therapie auch aggressive Ich-Spannungen ausdrücken und als ich-eigen erkennen und integrieren lernen.[282] Das Mittel hierzu soll ebenfalls die zwischenmenschliche therapeutische Beziehung sein, die Gaetano Benedetti bei der Arbeit mit Schizophrenen als »wechselseitige Identifikationen« mit den Worten beschrieb: »Ich fühle, als ob es in mir wäre, oder umgekehrt.«[283]

Beide therapeutische Schulen verweisen also auf die Bedeutung eines die Erfahrungen und Situation des Patienten nachvollziehenden Verstehens,[284] das die therapeutische Beziehung kennzeichnen und dem Patienten zu einer zunehmenden Einsicht in eigene Gefühle, Motivationen und Erfahrungen verhelfen soll. Der Patient soll so zu einem »unmittelbar gegenwärtigen Erleben von Gefühlen, die dem

---

278 a. a. O., S. 28
279 a. a. O., S. 27
280 Rogers, C.R., a. a. O., S. 32-41
281 Erikson, E.H., a. a. O., S. 242
282 Benedetti, G.: Ausgewählte Aufsätze zur Schizophrenielehre. Göttingen, 1975, S. 128
283 a. a. O., S. 73
284 Rogers, CR., a. a. O., S. 23

Bewusstsein vorher nicht zugänglich waren«, gelangen, an dem er die »Gültigkeit seiner Äußerungen und Wahrnehmungen überprüfen kann«.[285] Das Erlebnis des zwischenmenschlichen Verstehens ist also Voraussetzung für die »Selbstwahrnehmung« des Klienten, der nach und nach lernt, »auf Empfindungen in seinem Inneren zu lauschen«.[286]

2.4 Das Krankheitsmodell der Verhaltenspsychologie und ihre Therapieziele

Die Verhaltenspsychologie geht in der Regel von der Annahme aus, dass »abweichendes« Verhalten ebenso wie andere Verhaltensweisen erlernt wird, auch wenn dies bisher empirisch noch nicht überzeugend nachgewiesen werden konnte; mit dieser Annahme prinzipiell gleicher ätiologischer Bedingungen für »abnormes« wie normales Verhalten werde die starre Grenze zwischen beiden Verhaltenskategorien aufgehoben.[287] Von daher stellt sich die Frage, wie »abnormes« Verhalten überhaupt definiert werden kann. Gerald Davison und John Neale verweisen hier auf den »kulturellen« und »sozialen« Kontext und räumen ein, dass bei einem so definierten »abnormen« Verhalten der Begriff der »Abnormität« zu einem »relativistischen Konzept« werde.[288] Die Verhaltenstherapeuten Baade und andere gehen einen Schritt weiter und sprechen offen davon, dass die Identifikation eines Verhaltensmusters als »gestört« oder »krank« einen »Akt sozialer Kontrolle« darstelle, der von den »durchschnittlichen gesellschaftlichen Funktions- und Leistungserwartungen« abhänge.[289]

Trotzdem werden meist die Krankheitsbilder der Psychiatrie wie »Depression« oder »Neurose« übernommen, auch wenn bezüglich der Ätiologie verhaltenstheoretische an Stelle von physiologischen Annahmen zur Anwendung kommen.[290] Dies führt wiederum dazu, dass nicht nur das Erlernen einzelner Verhaltensweisen, sondern (klassischer) Symptomgruppen erklärt werden muss, die ein Krankheitsbild konstituieren. Freese verweist hier auf die Bedeutung »elementarer Kognitionen oder Emotionen«, wie z. B. der Angst, die zur Formung von Syndromen (als gruppiert auftretenden Symptomen) beitragen.[291] Eine solche Vorgehensweise gerät aber leicht in Konflikt mit älteren verhaltenstheoretischen Ansät-

285 a. a. O., S. 36-37
286 a. a. O., S. 32
287 Davison, G. L., Neale, J. M., a. a. O., S. 49-50
288 a. a. O., S. 50
289 Baade, F. W., Borck, J., Koebe, S., Zumvenne, G.: Theorien und Methoden der Verhaltenstherapie. Forum für Verhaltenstherapie und psychosoziale Praxis. Bd. 1. DGVT, Tübingen, 1982, S. 25
290 a. a. O., S. 26
291 Freese, M.: Psychische Störungen bei Arbeitern. Salzburg, 1977, S. 24

zen wie dem des Behavioristen Burrhus Frederic Skinner, der bei der Erklärung des Auftretens von Verhaltensweisen ganz darauf verzichten wollte, auf hypostasierte »Mediatoren« (vermutete innere Zustände oder Emotionen) wie eben das Konstrukt der »Angst« zurückzugreifen.[292]

Verhaltensforscher wie Michael Freese könnten hier allerdings auf die »kognitive Wende« in der Verhaltenspsychologie verweisen, die seit Beginn der 1960er Jahre die Bedeutung kognitiver (innerer, verdeckter) Ereignisse für das Verhalten betont.[293] Allerdings wird dadurch die frühe Frontstellung der Verhaltenspsychologie in diesem Bereich gegenüber anderen psychotherapeutisch orientierten Schulen, wie z. B. der Psychoanalyse, aufgegeben, wie sie sich noch bei John B. Watson, einen weiteren Begründer des Behaviorismus, fand. Dessen Entscheidung, die Introspektion als wissenschaftliche Methode der Psychologie zu verwerfen und sich stattdessen der »Voraussage und Kontrolle« von Verhalten zu verschreiben, gilt gemeinhin als Beginn einer explizit lerntheoretisch orientierten Psychologie (1918).[294]

Schwerwiegender als die »Gefahr« einer Annäherung an andere psychotherapeutische Paradigmen wiegt jedoch der Vorwurf, dass eine Identifikation von »Normalität« oder gar »Gesundheit« mit der empirisch feststellbaren Norm der Gesellschaft bzw. ihren Erwartungen einen vollkommen willkürlichen »Akt sozialer Kontrollen« darstelle.[295] Denn es könnte gefragt werden, warum diese Art der Normabweichung überhaupt als »Krankheit« bezeichnet werden soll. Verhaltenspsychologen könnten diese Frage als Problem der Medizin auffassen, die dieses Feld für sich reklamieren will, indem es über den Krankheitsbegriff »medizinisiert« wird. Andere, wie z. B. Josef Egger, verwerfen den Krankheitsbegriff insgesamt, da er zur Beschreibung menschlicher Verhaltensauffälligkeiten ungeeignet sei.[296] Dies deshalb, da das medizinische Krankheitsmodell zwischen den beobachtbaren Symptomen und der hypostasierten, zugrunde liegenden »pathologischen Veränderung in Teilen des Körpers« unterscheide. Dieses Modell werde nun, wie schon Thomas Szasz festgestellt habe, ungerechtfertigter Weise auf seelische Probleme übertragen: Seelischen Störungen, die Ausdruck von Lebensproblemen seien, werde so im Sinne eines ungerechtfertigten Analogieschlusses eine hypothetische (somatische) Krankheitsursache zugeordnet.[297] Demgegenüber vertrete die Verhaltenspsychologie, dass die »Symptome« die Störung selbst darstellten[298] oder dass der Begriff des Symptoms überhaupt unbrauchbar sei, da er immer auf »Ursachen auf einer anderen Ebene« verweise, die die Verhaltenspsychologie eben nicht annehme. Anstatt sich für hypothetische somatische Ursachen der

292 Davison, G.C., Neale, J.M., a. a. O., S. 47
293 Baade, F.W. et al., a. a. O., S. 16
294 Davison, G.C., Neale, J.M., a. a. O., S. 44
295 Baade, F.W. et al., a. a. O., S. 25
296 Egger, J.: Zum Krankheitsbegriff in der Verhaltenstherapie. In: Fritz, A., Petzold, H. (Hrsg.): Der Krankheitsbegriff in der modernen Psychotherapie. Paderborn, 1992, S. 303-325
297 Egger, J. a. a. O., S. 307
298 Vgl. Tyrer und Steinberg zitirt nach Reznek, C., a. a. O., S. 125

Verhaltensstörung zu interessieren, erforsche die Verhaltenstherapie die »funktionalen Bedingungen«, die Verhalten verursachen bzw. aufrechterhalten.[299]

Nun könnte man einwenden, dass mit der Annahme von »Mediatoren« wie bestimmter Kognitionen oder der »Angst« bereits »innere« Ursachen für Verhaltensweisen hypostasiert werden, und dass sich ein solches Vorgehen nicht prinzipiell von den am medizinischen Krankheitsmodell orientierten psychodynamischen Krankheitstheorien unterscheidet, die ebenfalls manifeste Symptome und zugrunde liegende »innere« psychische Faktoren (z. B. Trieb – Abwehr – Konflikte) hypostasieren. Die Kritik von Szasz geht jedoch über das von Egger referierte Argument hinaus, dass das medizinische Krankheitsmodell immer »Ursachen auf einer anderen Ebene« für manifeste Symptome suche. Szasz gestand durchaus zu, dass bei einigen Gehirnkrankheiten (definiert auf somatischer Ebene) auch psychische Symptome auftreten können. Er betonte jedoch, dass die Verallgemeinerung falsch sei, »alle« psychischen Auffälligkeiten verwiesen als Symptome auf zugrunde liegende Krankheiten.[300] Diese Annahme sei deshalb so gefährlich, da in den übrigen Bereichen der Medizin Funktionsstörungen mit naturwissenschaftlichen Messmethoden diagnostizierbar seien, psychische Phänomene jedoch nur im Vergleich mit sozialen und ethischen Normen des Untersuchers als Symptom gewertet werden könnten und damit Werturteilen unterworfen seien.[301] Eine solche Kritik setzt jedoch voraus, dass körperliche Krankheiten mit naturwissenschaftlichen Methoden ohne Rückgriff auf Werturteile diagnostiziert werden können, eine Sicht, die wir bereits als argumentativ nicht haltbar bezeichnen mussten (s. Teil I). Allerdings hat Engelhardt darauf verwiesen, dass ein Konsens über den Wert bzw. Unwert eines Zustandes – und damit seine Diagnose als Krankheit – unterschiedlich leicht zu erzielen sei. Ein »Herzinfarkt« werde wahrscheinlich in fast allen Fällen als Krankheit akzeptiert werden, während das für die »Farbenblindheit« nicht zutreffe.[302]

Dies, so könnte man ausführen, gilt auch für seelische Zustände, die als Symptom gewertet werden, jedoch, in Anlehnung an Culver und Gert, nicht deshalb, weil sie eine Normabweichung darstellen, sondern weil dieser Zustand als Leid, Beeinträchtigung oder drohender Tod unerwünscht ist: Ein Konsens darüber, ob ein solcher Zustand überhaupt unerwünscht ist, also eine Krankheit darstelle, lässt sich jedoch sicherlich sehr viel schwerer erzielen als im Fall eines Herzinfarktes. Deshalb ist die Diagnose einer klinisch relevanten Erkrankung (malady) unseres Erachtens nur auf mehreren Ebenen möglich, jener medizinischen der lebensrelevanten Funktionsstörung (sei sie im Bereich psychischer oder somatischer Funktionsfähigkeiten gegeben) einerseits und jener persönlichen des Leidens oder der massiven Beeinträchtigung der sozialen Teilhabe andererseits.[303]

---

299 Egger, J., a. a. O., S. 307
300 Szasz, T.: Der Mythos der Geisteskrankheit. In (ders.): Psychiatrie, die verschleierte Macht. Olten und Freiburg i. B., 1975, S. 23
301 Szasz, T., a. a. O., S. 24
302 Engelhardt, T., a. a. O., S. 172
303 Heinz, A., 2014, a. a. O.

Somit besteht zwar kein absoluter Gegensatz zwischen angeblich wertfrei diagnostizierbaren körperlichen Erkrankungen und psychischen Funktionsstörungen, die bewertet werden, allerdings findet sich eine graduelle Abstufung in der Leichtigkeit, mit der solch ein Konsens erzielbar ist. Hier könnte jedoch, in Anlehnung an Szasz, eingewendet werden, dass psychische Symptome zwar wie körperliche Symptome einer Wertsetzung bedürfen, um als »Symptome«, also Krankheitszeichen, zu gelten, dass jedoch der explizite oder implizite Bezug psychischer Symptome auf körperliche Störungen in der Psychiatrie an sich nicht gerechtfertigt sei, da diese begrifflichen Ebenen nicht vermischt werden sollten. Nur unter der Annahme einer Parallelität zwischen seelischen und körperlichen Phänomenen kann ein solcher Bezug gerechtfertigt werden, eben diese Parallelität sei jedoch nicht bewiesen.[304]

Eine solche Argumentation übersieht jedoch, dass auch in nichtpsychiatrischen Bereichen der Medizin beständig Symptome auf den unterschiedlichsten Beobachtungsebenen aufeinander bezogen werden. Egger selbst führt an, dass z.B. »Schmerz«, ein wesentliches Symptom vieler neurologischer Krankheiten, nur unter Einbeziehung der subjektiven Wahrnehmung und des Kommunikationsverhaltens diagnostiziert werden kann.[305] Medizinische Lehrbücher führen psychische Phänomene wie den Schmerz, der Fremdbeobachtung zugängliche Phänomene wie etwa Lähmungen und der Labordiagnostik zugängliche wie beispielsweise Leukozytosen gleichermaßen als »Symptome« an. Zudem kann ein und dasselbe Phänomen, wie z.B. eine Schilddrüsenvergrößerung (Struma) das eine Mal als Ursache eines Symptoms (Luftnot), das andere Mal als Symptom einer »tieferliegenden« Ursache (z.B. einer Thyreoiditis) gewertet werden.[306] In der organischen Medizin wird also nicht einfach eine definierte Symptomebene von einer theoretisch klar abgegrenzten Ursachenebene unterschieden, sondern je nach diagnostischem und therapeutischem Interesse werden bestimmte Elemente der erklärbaren Kausalketten im Krankheitsgeschehen als Krankheitszeichen (Symptome) und andere als deren Ursachen gewertet. Leitkriterium ist dabei die Brauchbarkeit der Bezeichnung für die fachinterne Verständigung und nicht die theoretische Zugehörigkeit einzelner Elemente zu einer bestimmten Klasse von Begriffen, die einer festgelegten Beobachtungsebene zugeordnet sind. Zwar hat Engelhardt mit Recht darauf verwiesen, dass die Zuordnung pathologischer Organbefunde zu klinischen Symptomen das medizinische Krankheitsmodell revolutioniert hat.[307] Zum einen werden diese »Organbefunde« jedoch mit den unterschiedlichsten Methoden (Elektrophysiologie, Labor, Sektion) objektiviert, zum anderen werden nicht nur klinische Symptome als Folge von Organbefunden interpretiert, sondern umgekehrt Organbefunde (z.B. veränderte Haltungen der Wirbelsäule und daraus sich ergebene degenerative Beeinträchtigungen) als Folge psychischer Symptome (z.B. des Schmerzes, der zu muskulären Verspannungen

---

304 Szasz, T., a.a.O., S. 24
305 Egger, J., a.a.O., S. 315-316
306 Schettler, G.: Innere Medizin. Bd. I. Stuttgart, New York, 1984, S. 417 ff.
307 Engelhardt, T., a.a.O., S. 182 ff.

führt etc.)[308] aufgefasst. Eine »Vermischung« psychischer und körperlicher Symptome zur kausalen Erklärung einer Krankheitsentstehung ist also in allen Bereichen der Medizin üblich. Zudem erscheint das auch von Egger genannte Ziel, naturwissenschaftlich-biologische und psychologische Befunde auf einen gemeinsamen Gesundheitsbegriff zu beziehen, nur mittels eines In-Beziehung-Setzens seelischer und körperlicher Zustände bzw. Symptome überhaupt möglich.[309] Wenn sich Krankheit eben nicht einfach »im Organischen« ablesen lässt, sondern einer Bewertung der (mit organischen Ursachen erklärbaren oder eben »idiopathisch«, d. h. [noch] unerklärlich auftretenden) Funktionsstörungen bedarf, dann ist es auch bezüglich der Definition psychischer Erkrankungen irrelevant, ob zu den lebensrelevanten Funktionsbeeinträchtigungen wie der Desorientiert mit den derzeit verfügbaren Methoden ein organisches Korrelat gefunden werden kann oder nicht. Das Krankheitskriterium ist die generell lebensrelevante Funktionsstörung sowie deren persönlich nachteiligen Folgen, nicht ihr mögliches organisches Korrelat.

Diese Einwände widerlegen jedoch nicht den Vorwurf, dass bei der Erklärung der Entstehung psychischer Krankheiten allzu oft unterschiedliche Beobachtungsebenen miteinander vermengt werden, ohne dass wir wissen, wie psychische Symptome aus körperlichen Zuständen hervorgehen. Wir wissen aber ebenfalls nicht, wie epileptische Anfälle in morphologisch unauffälligen Gehirnen »idiopathisch« entstehen, was den Krankheitsstatus der Epilepsien nicht in Frage stellt.[310] Es ist eher die fehlende Konsensbildung, welcher seelische Zustand als lebensrelevant zu gelten hat, als der allgemeine Grad an Unsicherheit, wie ein Phänomen zu erklären ist, der dem Krankheitsstatus bestimmter Zustände so umstritten bleiben lässt.

Wie bereits festgestellt, könnten Verhaltenspsychologen die Frage des Krankheitsstatus psychischer Störungen als Problem der Medizin begreifen, die diese Störungen über den Krankheitsbegriff »medizinisieren« will. Boorse weist jedoch zu Recht darauf hin, dass die Interpretation einer Abweichung als »Krankheit« weitreichende Bedeutung für die gesellschaftlich als angemessen erachtete Umgehensweise mit dieser »Abweichung« besitzt. So sei z. B. mit dem Krankheitsbegriff die Idee verbunden, dass »Gesundheit« ein anzustrebender Zustand sei [311] oder dass eine Erkrankung zu einer bestimmten Therapie berechtige.[312] Die Bedeutung dieser Annahmen wird schlagartig deutlich, wenn die alternative Zuordnung psychischer Abweichungen in den Bereich gesellschaftlich sanktionierter Abweichungen, des sogenannten »kriminellen Handelns«, vorgenommen wird. Denn wenn das Kennzeichen psychischer Störung nur die »Normabweichung« per se darstellen soll, so stellt sich die Frage, warum diese z. B. zu einer durch die Kran-

---

308 Senn, E.: Wirbelsäulensyndrome. In: Brandt, T., Dichgans, J., Diener, H.L.: Therapie und Verlauf neurologischer Erkrankungen; Stuttgart, Berlin, Köln, 1988, S. 1077
309 Egger, J., a. a. O., S. 316
310 Kunze, K.: Lehrbuch der Neurologie. Stuttgart, New York, 1992, S. 604 ff.
311 Boorse, C., a. a. O., S. 61
312 a. a. O., S. 63

kenversicherung finanzierten Therapie berechtigen soll und nicht entweder igno-riert oder – bei Verletzung bestehender Gesetze – rechtlich sanktioniert werden sollte. Zudem macht sich eine rein an einer »Durchschnittsnorm« orientierte Verhaltenspsychologie zur Erfüllungsgehilfin der jeweils herrschenden Gesell-schaftszustandes, nicht anders, als dies für Boorses vorgeblich kulturabhängigen Gesundheitsbegriff gezeigt werden konnte. Denn die Übernahme gesellschaftlicher Erwartungen als »Norm« verzichtet auf die Frage, wie diese entstanden sind,[313] und damit auf die Möglichkeit einer kritischen Distanz zur jeweils herrschenden Norm.

Demgegenüber versucht eine Gruppe von an lerntheoretischen Paradigmen orientierten Handlungstheoretikern, psychische Störung als Abweichung von einer »normalen Funktionsfähigkeit« zu definieren. Psychische Störung ist demnach die Unfähigkeit, »Ziele langfristig zu planen und mit einem Mindestmaß an Erfolg aktiv anzustreben«. Dies beinhaltet also die Fähigkeit zur Erstellung langfristiger Ziele, die Planungsfähigkeit oder -bereitschaft und die Existenz von Verhaltens-möglichkeiten, diese Ziele anzustreben.[314] Auch diesem Ansatz könnte vorge-worfen werden, dass eher nach der Effektivität von Handlungen in einer gegebenen (sozialen) »Realität«[315] gefragt wird als nach Entstehungsbedingungen, Verände-rungsmöglichkeiten oder Deformierungen durch eben diese Umwelt. Immerhin ermöglicht dieser Ansatz die Unterscheidung verschiedener Elemente in der Defi-nition »normaler Funktionsfähigkeit«, die im Hinblick auf die notwendigen Be-dingungen ihrer Entstehung und Aufrechterhaltung untersucht werden können.

Bezüglich der »Aufstellung« und »Planungsfähigkeit« langfristiger Ziele kann auf Albert Bandura verwiesen werden. Dieser geht in seinem Konzept der »Effek-tivitäts-Erwartung« davon aus, dass die Überzeugung einer Person, durch Hand-lungen einen gewünschten Zustand herbeiführen zu können, Einfluss auf das tat-sächlich gezeigte Verhalten hat. So hänge die erfolgreiche Anwendung von Bewältigungsstrategien in einer angsterzeugenden Situation von der Erwartung hinsichtlich der Wirksamkeit eigener Aktivitäten ab. Diese Erwartung bestimme nicht nur, ob überhaupt Bewältigungsmechanismen angewendet werden, sondern auch den Umfang der anzuwendenden Strategien und die Dauer ihrer Anwendung. Die positive Erfahrung, dass ein Individuum eine Situation bewältigen kann, wirkt sich umgekehrt auf diese »Effektivitäts-Erwartung« im Sinne einer Steigerung der sich selbst zugeschriebenen Kompetenz aus.[316] Weiterhin gehören zur effizienten Planung langfristiger Ziele kognitive (und evtl. emotionale) Fähigkeiten, die bei der »Berücksichtigung sachlicher und sozialer Aspekte des Ziels« und der »hinrei-chenden Abbildung der relevanten Umweltmerkmale« unter »Berücksichtigung aller Widerstände« zum Einsatz kommen.[317] Obwohl der Begriff in diesem Zu-

---

313 Freese, M., a. a. O., S. 18
314 Baade et al., S. 25
315 a. a. O., S. 25; Vgl. Volpert, W.: Handlungsstrukturanalyse als Beitrag zur Qualifika-
    tionsforschung. Köln, 1974.
316 Bandura, A.: Self-efficacy: Towards a unifying theory of behavioral change. Psychol.
    Rev., 84, 1977: 191-215
317 Baade, F.W. et al., a. a. O., S. 25; vgl. Volpert, W. a. a. O., S. 43

sammenhang nicht verwendet wird, sei hier versuchsweise von der »Fähigkeit zur Einsicht« in gesellschaftliche Bedingungen und mitmenschliche Verhaltensweisen gesprochen, da bei der »Berücksichtigung aller Widerstände« sicher auch Verhaltensweisen anderer beteiligter Personen in Betracht gezogen werden müssen.

Was die »Verhaltensmöglichkeiten« betrifft, die zur Verfügung stehen müssen, um Ziele anstreben zu können, und deren Beeinträchtigung psychische Störung charakterisieren soll, so kann zur näheren Kennzeichnung auf ein gemeinsames Ziel verschiedener verhaltenspsychologischer Therapieansätze verwiesen werden. Unabhängig davon, ob es sich um »systematische Desensibilisierung«, »Selbstsicherheitstraining«, »operantes Konditionieren« oder »rational-emotive Therapie« handelt, Ziel der Bemühungen ist eine Erweiterung des Verhaltensrepertoires um Verhaltensweisen, die als effektiv oder wünschenswert angesehen werden. So kann nach einer Desensibilisierung wieder Annäherung an ein bisher vermiedenes Objekt erfolgen, soziale Fertigkeiten oder das Ausdrücken von Gefühlen können erlernt werden, Verhalten kann am Modell gelernt oder »rationale« an die Stelle von irrationalen Denkmustern gesetzt werden.[318] Hier kann also eine generelle Erweiterung des Verhaltensrepertoires als Therapieziel angegeben werden. Allerdings sollen ja nur solche Verhaltensweisen verstärkt werden, die als »effektiv« oder gewünscht schon vorher definiert sind. Wenn nun zur Charakterisierung eines Verhaltens als »gewünscht« wiederum auf die gesellschaftliche Norm zurückverwiesen würde, befände man sich in einem Zirkel und der Umweg über die Charakterisierung psychischer Störung als »Verhaltensdefizit« könnte vermieden werden, da eine direkte Kennzeichnung bestimmter Verhaltensweisen als »abnormal« dann ebenso viel Information beinhaltete.

Auch der Verweis auf die angebliche »Irrationalität« bestimmter Verhaltensweisen oder Kognitionen hilft in diesem Zusammenhang nicht weiter. So wurde postuliert, dass Kognitionen depressiver Patienten dann »irrational« seien, wenn diese Patienten sich selbst mehrfach am Tag einen Satz wie »Was für ein wertloser Mensch ich doch bin« vorsagen. Denn dies stelle unhaltbare und in emotionale Probleme führende Interpretationen dar.[319] Das Kriterium der Irrationalität ist demnach die Rigidität der negativen Selbstbewertung, die unabhängig von den jeweiligen Erlebnissen aufrechterhalten wird, und ihre Unangemessenheit, die sich an den durch sie bedingten emotionalen Problemen zeigt. Dieser Interpretation stehen jedoch die Befunde von Taylor und Brown entgegen, die zeigen konnten, dass depressive Patienten zu einer »realistischen« Selbsteinschätzung in der Lage sind, während Gesunde »unrealistisch positive Selbstbilder« besitzen. So schätzten z. B. Gesunde ihre eigenen Leistungen im Vergleich mit anderen konstant als »besser« ein.[320] Da natürlich nicht alle Menschen jeweils »besser« als die anderen sein können, kann diese Überzeugung einer rationalen Überprüfung nicht standhalten.

---

318 Davison, G.C., Neale, J.M., a. a. O., S. 506-529
319 Taylor, S.E., Brown, J.: Illusion and well-being: a social psychological perspective on mental health. Psychological Bulletin, 103, 1988, S. 193-210
320 a. a. O.

Die Entscheidung der Frage, ob eine selbst-bezogene Kognition als »rational« oder »irrational« bewertet wird, hängt also offenbar vom Bezugsrahmen ab. Wenn das mit der Kognition verbundene Verhalten als »abnormal« oder »unangepasst« bewertet wird, wird die Kognition als »irrational« angesehen. Betrachtet man die »depressive« Kognition einer Selbstattribution negativer Eigenschaften dagegen im Vergleich mit Kognitionen von Gesunden, die einer rationalen Überprüfung nicht standhalten können, so muss die depressive Kognition als ausgeglichener, »realistischer« oder »rational« vertretbarer gewertet werden.[321] Die bisher genannten Ansätze der Verhaltenspsychologie lösen also nicht das Problem der Definition von Krankheit oder Gesundheit. Immerhin kann den genannten Ausführungen jedoch entnommen werden, dass Gesundheit mit kognitiven und emotionalen Fähigkeiten wie Einsicht in situative Bedingungen, Selbstvertrauen (Banduras Selbst-Effektivität)[322] und einem weiten Verhaltensrepertoire zusammenhängen sollen.

Bei oberflächlicher Betrachtungsweise könnte es allerdings so aussehen, als führe Banduras Konzept des Selbstvertrauens in einen Zirkel: Selbstvertrauen soll den Einsatz angemessener Verhaltensweisen bedingen, der wiederum das Selbstvertrauen steigert. Wenn Selbstvertrauen mit Gesundheit in Verbindung gebracht wird, würde Gesundheit Gesundheit bedingen, ein sich selbst erklärender Zirkel.

Eine solche Darstellung würde jedoch eine unzulässige Verkürzung der verwendeten Konzepte voraussetzen. Denn in empirischen Studien, die Banduras Konzept des Selbstvertrauens anwenden, wird Gesundheit nicht als »Selbstvertrauen« definiert, sondern über die Fähigkeit bestimmt, trotz relevanter psychopathologischer und organischer Symptome zu genesen. So fanden verschiedene Forschungsgruppen, dass Selbstvertrauen und Rückfälle alkoholabhängiger Patienten negativ miteinander korrelieren.[323] Rückfälle werden also anhand klinischer Symptome (Intoxikation, Laborparameter) diagnostiziert. Das Erlebnis, nicht rückfällig zu werden, führt dann laut Bandura zu einer Steigerung des Selbstvertrauens.[324] Wenn Krankheit hier also als Anwesenheit bestimmter Symptome definiert wird, die allgemein für das Überleben relevant sind (Entzugssymptomatik kann lebensgefährlich sein) und wenn die Auswirkungen solcher generell lebenswichtiger Funktionsfähigkeiten zu persönlich negativen Folgen führen, wie sie u. a. von Culver und Gert aufgelistet werden (▶ Kap. 1.6), dann stellt sich der Zusammenhang zwischen Selbstvertrauen und Gesundheit wie folgt dar:

Selbstvertrauen fördert die Umsetzung vielfältiger Verhaltensweisen zur Problembewältigung, die trotz einer krankheitswertigen Beeinträchtigung seelischer

321 Flanagan, O.W.: Varieties of moral personality: ethics and psychological realism, Harvard, 1991, S. 322. Zur Unmöglichkeit einer kontext-unabhängigen Definition der Rationalität anhand einer angeblich durch die Naturwissenschaften objektivierten Realität siehe Heinz, A., 2002, a. a. O., Kap. 59 und 60, S. 211 ff.
322 Bandura, A., a. a. O.; vgl. auch Kraemer, S., Schickor, J: Streßbewältigungsstrategien schizophrener Patienten: Eine Pilotstudie. Verhaltenstherapie, 1991, S. 212-218
323 Vgl. Solomon, U.E., Annis, H.M.: Outcome and efficiency expectancy in the prediction of post-treatment drinking behaviour. British Journal of Addiction 85, 1990, S. 659-665
324 Bandura, A., a. a. O., S. 202

Funktionsfähigkeiten, also trotz der Manifestation von Krankheitssymptomen, zur Bewältigung der Situation und damit zur Handlungsfähigkeit der Person beitragen. Selbstvertrauen ist demnach ein Ausdruck der Widerstandsfähigkeit des Individuums, seiner »Resilienz« und damit seiner »gesunden« Potentiale. Diese werden nicht zirkulär einfach nur als Indikatoren der Gesundheit definiert, sondern im Hinblick auf ihre Rolle zur Bewältigung krankheitsbedingter Einschränkungen untersucht. Krankheit wird dabei nicht als Abwesenheit von Gesundheit, sondern als Manifestation allgemein lebensrelevanter Funktionsstörungen mit individuell nachteiligen Folgen verstanden. Nur wenn Selbstvertrauen und andere Eigenschaften und Fähigkeiten einer Person den Umgang mit einer Erkrankung erleichtern oder den Krankheitsverlauf sogar positiv beeinflussen, können sie als Kriterien seelischer Gesundheit im Sinne der Widerstands- und Handlungsfähigkeit dieser Person verstanden werden.

2.5 Zusammenfassung

Angesichts der referierten psychotherapeutischen Theorien ergibt sich die Frage nach Übereinstimmungen und Unterschieden in den jeweiligen Therapiezielen bzw. im jeweils verwendeten Begriff psychischer Gesundheit. Trotz der unterschiedlichen theoretischen Ausgangspunkte zielen alle genannten Therapierichtungen auf die Ermöglichung vielfältiger, »situationsangemessener« Verhaltensweisen ab. Während die Verhaltenstherapie dieses Ziel direkt durch das Einüben bestimmter Verhaltensweisen anstrebt, setzen »einsichtsorientierte« Verfahren wie Psychoanalyse und Gesprächstherapie eher auf die Schaffung bestimmter Bedingungen für situationsadäquates Handeln. Als eine solche Bedingung kann die angestrebte »Aufhebung der Verdrängung« bzw. der »Wahrnehmungsverweigerung« angesehen werden, die einen möglichst unverzerrten Einblick in die eigene Motivationslage ermöglichen soll.

Nach psychoanalytischen Theorien ermöglicht eine solche Einsicht die rationale Bewertung bestimmter Triebwünsche, die somit ausagiert oder verworfen werden können und nicht als Symptombildung das Verhalten dominieren. An Stelle der unbewusst determinierten Symptome treten somit bewusst geplante Verhaltensweisen, die situationsangemessen zur Problemlösung eingesetzt werden können. Auch hier wird also eine situationsangemessene Verhaltensvielfalt angestrebt. Das gleiche kann von der Gesprächspsychotherapie gesagt werden, die es dem Individuum ermöglichen soll, bisher verworfene »Aktualisierungstendenzen« wahrnehmen und einsetzen zu können, so dass auch hier eine Flexibilität vielfältiger Verhaltensweisen erstrebt wird.

Die im psychoanalytischen Ansatz betonte Aufhebung der »Verdrängung« bzw. der »Wahrnehmungsverweigerung« hat ein gewisses Korrelat in der verhaltenstherapeutisch angestrebten Fähigkeit der »Berücksichtigung sachlicher und sozialer Aspekte des Ziels«, insofern die eigene Motivationslage als relevanter Aspekt des angestrebten »Ziels« bezeichnet werden kann. Weiterhin könnte argumentiert werden, dass die Fähigkeit zur Selbstwahrnehmung nicht nur durch Verständnis und Akzeptanz des Therapeuten gesteigert wird, sondern auch die Wahrnehmung der Motivationslage der Mitmenschen fördert, so dass eine angemessene »Berücksichtigung der Widerstände« gegen das Erreichen des angestrebten Ziels erfolgen kann. Eine Voraussetzung für diese Hypothese ist dabei die Annahme, dass eine genauere Selbstwahrnehmung auch das Verständnis anderer Personen erleichtert. Unabhängig von dieser Annahme kann festgehalten werden, dass die angestrebte Einsicht in die eigene Motivationslage der von der Verhaltenstherapie als notwendig angesehenen Einsicht in situative Bedingungen zumindest nicht widerspricht.

Ebenfalls unstrittiges Therapieziel scheint die Erlangung eines gewissen Selbstvertrauens zu sein. Während Bandura dies als direktes Resultat erfolgreich durchgeführter Handlungen ansieht, erstreben Psychoanalyse und Gesprächspsychotherapie eine Steigerung des Selbstvertrauens über die therapeutische Beziehung. Bei der Gesprächspsychotherapie ist dies ein direkt benanntes Ziel, da ja das empathische Verstehen und die Akzeptanz des Klienten diesen in die Lage versetzen soll, seinen eigenen Akutalisierungstendenzen und gefühlsmäßigen Situationsbewertungen zu vertrauen und diese ohne Rücksicht auf starre Selbstbilder umzusetzen.

Psychoanalytische Theorien betonen die Wichtigkeit des Selbstvertrauens vor allem im Rahmen der Therapie »früher« Störungen wie der Schizophrenie. Das in der primären Mutter-Kind- Beziehung nicht zureichend erworbene »Urvertrauen« in sich selbst und andere soll dementsprechend in der Therapie durch gewährende Zuwendung im Sinne einer korrigierenden Erfahrung vermittelt werden. Im Gegensatz zu verhaltenstherapeutischen Verfahren liegt hier der Schwerpunkt auf den interpersonalen Beziehungen und nicht allgemein auf dem Gesamt der mehr oder weniger erfolgreich durchführbaren Handlungen.

Die Interaktion des Patienten mit dem Therapeuten in der Analyse kann jedoch von Seiten des Patienten aus als Erfahrung einer zunehmenden Handlungskompetenz gesehen werden. Denn die Vertrauen schaffende Zuwendung des Analytikers soll es dem Patienten ja ermöglichen, seine Bedürfnisse und Impulse wahrzunehmen, in die Gesamtheit seiner bewussten Erfahrungen zu integrieren und bewusst ausdrücken zu können. Die Patienten erlernen also eine zwischenmenschliche, situationsadäquate Kommunikation ihrer Bedürfnisse, Gefühle und Vorstellungen, die als erfolgreich durchgeführte Handlungen das Selbstvertrauen steigert. Das in der psychoanalytischen Therapie erworbene Selbstvertrauen stellt sich also nicht einfach passiv in Patienten als Objekt der therapeutischen Zuwendung ein, sondern entsteht im Rahmen einer zwischenmenschlichen Interaktion, in der die verbale und nonverbale Kommunikation des Patienten als Handlung verstanden werden kann, die vom Analytiker durch Zuwendung verstärkt wird. Die Situationsangemessenheit der Handlung wird hierbei durch das therapeutische Setting und die Deutungen gewährleistet. Das Setting verbietet ein nonverbales Ausagieren der Bedürfnisse und zwingt zur Verbalisierung, die so als Kompetenz erworben wird. Die Adäquatheit dieser Verbalisierungen wird den Patienten durch die Deutung widergespiegelt.

Insofern die Fähigkeit zur Verbalisierung von psychischen Vorgängen als adäquates interpersonales Verhalten angesehen wird, kann das Vertrauen des Patienten in die eigenen kommunikativen Fähigkeiten und damit in die eigene Kompetenz, befriedigende zwischenmenschliche Beziehungen zu schaffen, steigen. Eine solche Sichtweise der Wirkung psychoanalytischer Therapie lässt sich mit Banduras Konzept der Steigerung des Selbstvertrauens durch erfolgreiches Handeln vereinbaren. Da das Erlebnis erfolgreichen Handelns wiederum die Anwendung vielfältiger Verhaltensweisen bedingen soll, lässt sich das Selbstvertrauen neben der Fähigkeit zur situativen Einsicht als Bedingung des Auftretens vielfältiger und flexibler Verhaltensweisen bezeichnen.

Unabhängig von der jeweiligen psychotherapeutischen Schule lassen sich also die Begriffe der Einsicht, des Selbstvertrauens und der Verhaltensvielfalt als Ziele psychotherapeutischen Handelns und damit als Kriterien psychischer Gesundheit bezeichnen.

2.6 Die Stressbewältigung stärkenden Verhaltensweisen und ihre Bedeutung für die seelische Gesundheit

Einführung

Im Folgenden soll anhand empirischer Studien diskutiert werden, welche Verhaltensweisen oder Eigenschaften mit dem Erhalt psychischer Gesundheit in Verbindung gebracht werden können. Aus der Vielzahl möglicher Studien wurden Untersuchungen zum Stressbewältigungsverhalten Gesunder und psychisch erkrankter Patienten ausgewählt, da sich diese in der Regel nicht mit einem der bisher erörterten psychotherapeutischen Paradigmen zur Deckung bringen lassen – auch wenn oft starke Affinitäten zur Verhaltenspsychologie bestehen – und von daher einen »Blick aus unabhängiger Perspektive« gewähren.

Mit dem zugrunde liegenden »Diathese-Stress-Modell« (d. h. mit der Annahme, psychische Krankheit entstehe aus der Interaktion einer genetisch bedingten oder lebensgeschichtlich erworbenen Anfälligkeit mit mehr oder weniger unspezifischen, akuten oder chronischen Belastungsmomenten) verweisen die genannten Studien auf ein allgemein anerkanntes Modell der Entstehung psychischer Krankheiten.[325]

Die Untersuchung von Patienten mit einer definierten Erkrankung, wie z. B. schizophrenen Psychosen, erlaubt zudem, psychische Krankheit anhand definierter

---

325 Davison, G.C., Neale, J.M., a. a. O., S. 53

Symptome zu identifizieren und die Effektivität der Stressbewältigungsmechanismen an der Beeinflussung psychopathologischer Symptome zu messen. Der mögliche Zusammenhang zwischen den gefundenen Mechanismen zur Aufrechterhaltung psychischer Gesundheit und den bisher genannten Kriterien psychischer Gesundheit kann somit im Anschluss an die Darstellung ausgewählter empirischer Studien diskutiert werden.

Kraemer und Schickors Untersuchung der Stressbewältigung schizophrener Patienten

In einer Studie an 21 schizophrenen Patienten im Vergleich mit einer identischen Zahl an »gesunden« Kontrollpersonen untersuchten Kraemer und Schickor die Stressbewältigungsstrategien (»coping strategies«) der genannten Gruppen in Bezug auf alltägliche Belastungssituationen.[326] Ausgangspunkt ihrer Untersuchungen war die Beobachtung von Platt und Spivack, dass schizophrene Patienten bei der Bearbeitung von Problemen weniger fähig zur Planung und Introspektion erschienen als »gesunde« Kontrollen.[327] Kraemer und Schickor wollten nun das Bewältigungsverhalten an schizophrenen Psychosen erkrankter Patienten in solchen Situationen untersuchen, die aufgrund des hohen Grads an kommunizierten (negativen) Emotionen als besonders belastend für schizophrene Patienten gelten.[328]

Schizophrene Patienten und Probanden sollten dabei im Sinne von Lazarus die eigene Bedrohung durch eine vorgegebene Situation einschätzen (»primary appraisal«). In einem zweiten Durchlauf beantworteten beide Gruppen dann Fragen zur Stressverarbeitung für je eine subjektiv wenig belastende und eine sehr belastende Situation. Die Hypothese sollte überprüft werden, dass schizophrene Patienten in belastenden Situationen eher »passive« und »depressive« Coping-Strategien verwenden sollen als gesunde Kontrollpersonen.[329]

Als für unsere Fragestellung sehr interessant kam die Untersuchung sogenannter »Coping-Ressourcen« schizophrener und »gesunder« Probanden angesehen werden, da diese den von uns gesuchten Begriffen bzw. Mechanismen sehr nahe kommen, die psychische Gesundheit aufrechterhalten sollen. »Coping-Ressourcen« werden entsprechend der Theorien von Roskies und Lazarus sowie Spivack und anderen »als Hintergrundvariable« definiert, die als jeweils bestimmte Fertigkeiten zu »adäquatem Problemlösen in interpersonellen Situationen beitragen und damit wesentliche Grundlage für seelische Gesundheit sein sollen«.[330] Als

---

326 Kraemer, S., Schickor, I.: Streßbewältigungsstrategien schizophrener Patienten: Eine Pilotstudie. Verhaltenstherapie, 1, 1991, S. 212-218
327 Spivack, G., Platt, J.J., Shure, M.B.: The problem-solving approach to adjustment. San Francisco, 1976
328 Kraemer, S., Schickor, I., a. a. O., S. 213
329 a. a. O., S. 213 - 215
330 a. a. O., S. 213; Vgl. Roskies, E., Lazarus, R.S.: Coping theory and teaching of coping skills. In: Davidson, P., Davidson, S. (Hrsg.): Behavioral medicine: Changing health life styles. New York, 1980, vgl. Spivack, G., Platt, J.J., Shure, M.B., a. a. O.

solche Ressourcen wurden »Energie, Selbstvertrauen« und »innere Kontrolle« (Überzeugung, eine Situation selbst kontrollieren zu können) benannt, ferner »kognitive Fähigkeiten« und »Gesundheit«, was wie eine zirkuläre Fragestellung klingt, wenn untersucht werden soll, ob »Gesundheit« bei »gesunden« Probanden mit anderen Bewältigungsstrategien korrelieren soll als bei Patienten, die an einer schizophrenen Psychose erkrankt sind; gemeint ist jedoch die Abwesenheit definierter psychopathologischer Symptome und deren Korrelation zu bestimmten Bewältigungsstrategien.[331]

Gefunden wurde von den Autoren, dass an einer schizophrenen Psychose erkrankte Menschen weder zahlenmäßig mehr, noch »emotional besetztere« Situationen als belastend empfanden als Gesunde. Allerdings wurden »soziale Isolation« bzw. »Ausgeschlossensein« von ihnen als belastender angegeben als dies die Kontrollpersonen taten.[332]

Unterschiede in den Bewältigungsstrategien fanden sich nur in den als belastend angegebenen Situationen und nur auf nichtsignifikantem Level. Immerhin erschien es so, als ob Gesunde wie Schizophrene in belastenden Situationen häufig depressive und passive Verhaltensweisen wie »Vermeidung« oder »Selbstmitleid« als Bewältigungsstrategien einsetzten, gesunde Kontrollpersonen allerdings zudem häufiger aktive Verhaltensweisen wie »Situations-« und »Reaktionskontrollversuche« sowie »Selbstbestätigung«,[333] was von den Autoren als Hinweis auf ein »differenziertes und flexibleres Repertoire an Strategien zur Stressverarbeitung« Gesunder gewertet wurde.[334]

Was den Nachweis von »Coping-Ressourcen« bei psychotisch erkrankten und gesunden Probanden betraf, untersuchten die Autoren kognitive Fähigkeiten und fanden eine bessere Aufmerksamkeitsleistung bei gesunden im Vergleich zu schizophren erkrankten Menschen. An schizophrenen Psychosen erkrankte Patienten wurden zudem bei der Untersuchung der Psychopathologie häufiger als depressiv eingestuft und fühlten sich signifikant häufiger durch Personen »extern kontrolliert«,[335] was nicht verwundert, wenn man bedenkt, dass wahrscheinlich die meisten der untersuchten Patienten mit paranoider Schizophrenie[336] unter einem Verfolgungswahn und sogenannten Ich-Störungen litten. An einer schizophrenen Psychose erkrankte Patienten und Kontrollpersonen zeigten überraschenderweise keine Unterschiede in der »sozialen Ängstlichkeit«.[337]

Was die Korrelation von »Coping-Ressourcen« mit den tatsächlich angegebenen »Coping-Strategien« in der als belastend empfundenen Situation angeht, fand sich eine deutliche Korrelation von Depressivität mit depressiv-passiven Coping-Strategien wie »Abkapselung, Resignation, Vermeidungstendenz« sowie »Selbstmitleid

---

331 Kraemer, S. und Schickor, I., a. a. O., S. 213-214
332 a. a. O., S. 214
333 a. a. O., S. 214
334 a. a. O., S. 217
335 a. a. O., S. 214-215
336 a. a. O., S. 214
337 a. a. O., S. 217

(und) Selbstbeschuldigung« bei schizophrenen und gesunden Kontrollen.[338] Vermeidende und resignative Coping-Strategien konnten auch gehäuft bei schizophrenen Patienten nachgewiesen werden, die sich als »extern kontrolliert« erleben.[339]

Kraemer und Schickor interpretierten dies im Zusammenhang mit Banduras Konzept der »self-efficacy«, wonach Personen mit geringerem Selbstvertrauen, mit psychopathologischen Symptomen oder einem Gefühl der verstärkten »Abhängigkeit von anderen oder vom Schicksal« in »Stresssituationen verstärkt zu resignitiven, depressiven Reaktionen neigen«.[340] Die Autoren folgerten, dass Bewältigungsstrategien, die »signifikant mit Störungssymptomen zusammenhängen«, eigentlich als »ineffektiv« bezeichnet werden müssten. Sie wiesen allerdings darauf hin, dass Menschen mit schizophrenen Psychosen mit guter Aufmerksamkeitsleistung ebenfalls keine aktiven sondern eher »palliative« Stressverarbeitungsstrategien wie »Ablenkung« oder »Vermeidung von Schuldgefühlen« einsetzen, was Kraemer und Schickor hypothetisch mit der kognitiven Fähigkeit dieser Patienten in Beziehung setzten, zu erkennen, dass sie es sich im Gegensatz zu Gesunden weniger leisten können, emotional oder aggressiv auf Stress zu reagieren.[341] Bestimmte Aspekte eines eher vermeidenden Umgangs schizophrener Patienten mit belastenden Situationen erschien so als durchaus sinnvolle Vorgehensweise dieser im Sinne des Diathese-Stress-Modells weniger belastbaren Patienten.

Zusammengefasst zeigt sich in der Untersuchung von Kraemer und Schickor eine überraschend weitgehende Übereinstimmung im Umfang der als belastend erlebten Situationen, in der durchschnittlichen sozialen Ängstlichkeit und in den Bewältigungsmechanismen schizophrener wie gesunder Probanden, was für die Gültigkeit der Befunde trotz der insgesamt niedrigen Probandenzahl spricht. Für unsere Fragestellung als besonders interessant erscheint der Hinweis auf ein »differenzierteres und flexibleres Repertoire« an Verhaltensweisen zur Stressbewältigung bei gesunden Probanden, das auch aktive Problemlösungsstrategien beinhaltet, sowie der Verweis auf die Bedeutung von Selbstvertrauen, einem Gefühl der Unabhängigkeit von anderen und vom Schicksal sowie der Abwesenheit psychopathologischer Symptome (im Sinne des »Self-efficacy«-Konzepts von Bandura) für die Möglichkeit, in Stresssituationen »aktiv« und »konstruktiv« vorgehen zu können.[342]

---

338 a. a. O., S. 216
339 a. a. O., S. 215-216
340 a. a. O., S. 218; vgl. auch Bandura, A., a. a. O.
341 Kraemer, S. und Schickor, I., a. a. O., S. 218
342 a. a. O., S. 218

Tarriers Untersuchung der Bedeutung eines systematischen Trainings im Problemlösen auf die Symptomatik schizophrener Patienten

Während Kraemer und Schickor Unterschiede in Stressbewältigungsstrategien zwischen Schizophrenen und Gesunden suchten, untersuchten Nicholas Tarrier und andere die Auswirkung eines verhaltenstherapeutischen Trainings in Symptombewältigungsstrategien auf die Symptomatik chronisch verlaufender schizophrener Psychosen.[343] In dieser Untersuchung sollte also der Erfolg eines systematischen Trainings in Bewältigungsstrategien erfasst werden, wobei dieses Vorgehen mit einem allgemeinen Training im Problemlöseverhalten und einer Kontrollgruppe in einer »Warteschleife« verglichen wurde.[344] Aufgrund verschiedener Schwierigkeiten bei der Patientenrekrutierung konnten allerdings insgesamt nur 23 Patienten untersucht werden.[345]

Das Training in Symptombewältigungsstrategien basiert dabei auf einer Untersuchung von Tarrier,[346] die zeigte, dass schizophrene Patienten zwar in der Regel bestimmte Bewältigungsmechanismen gegen chronische psychotische Symptome einsetzen, diese jedoch häufig nicht effektiv seien. Als »erfolgreich« könnten Bewältigungsmechanismen am ehesten dann bezeichnet werden, wenn die Patienten »multiple« Strategien einsetzen konnten. Das Training in Symptombewältigungsstrategien identifizierte nun im Repertoire der individuell vorhandenen Strategien jene, die nicht selbst Symptome verstärkten oder andere negative Konsequenzen (wie Drogenabhängigkeit o.a.) für den Patienten beinhalteten, und übte die systematische Anwendung dieser Strategien mit dem jeweiligen Patienten, um so das Auftreten psychotischer Symptome zu reduzieren.[347]

Als solche erfolgreichen Strategien konnte z. B. das »Einengen der Aufmerksamkeit«, »Zunahme sozialer Aktivitäten«, aber auch der »soziale Rückzug« oder Entspannungsübungen identifiziert werden.[348] Als Ergebnis der Untersuchung zeigte sich, dass in der sechswöchigen Warteschleife (d. h. in einer der eigentlichen Therapiedauer analogen Kontrollgruppe) keine wesentlichen Symptomremissionen auftraten, so dass Veränderungen unter Verhaltenstherapie als Effekt der

---

343 Tarrier, N., Beckett, R., Harwood, S., Baker, A., Yusopoff, L., Ugarteburu, I.: A trial of two cognitive-behavioral methods of treating drug-resistant residual psychotic symptoms in schizoprenic patients: I. Outcome. British Journal of Psychiatry, 162, 1993, S. 524-532

344 a. a. O., S. 525-526

345 a. a. O., S. 525

346 Tarrier, N.: An investigation of residual psychotic Symptoms in discharged Schizophrenie patients. British Journal of Clinical Psychology. 26, 1987: S. 141-143

347 Tarrier, N., Sharpe, L., Beckett, R., Harwood, S., Baker, A. Yusopoff, L.: A trial of two cognitive behavioral methods of treating drug-resistant residual psychotic Symptoms in Schizophrenie patients: II. Treatment-specific changes in coping and problem solving skills. Social Psychiatry and Psychiatric Epidemiology 28, 1993, S. 5-10

348 Tarrier, N., Sharpe, L. et al., 1993, a. a. O., S. 7

Therapie und nicht als zufallsgesteuerte Fluktuation in den Symptomen gewertet werden können.[349]

Beide Therapiegruppen zeigten eine deutliche Verminderung an Zahl und Schwere der psychotischen Symptome, ohne dass eine eindeutige Überlegenheit des spezifischen Trainings in Symptombewältigungsstrategien über das »unspezifische« Training in allgemeinen Problemlösefähigkeiten nachgewiesen werden konnte.[350] Allerdings fand sich eine signifikante Korrelation zwischen der Anzahl der benutzten Coping-Mechanismen und ihrer Effektivität in der Patientengruppe, die spezifisch in der systematischen Anwendung von Symptombewältigungsstrategien trainiert worden war.[351] Die Anzahl der benutzten Coping-Strategien korrelierte sowohl mit der Abnahme der Anzahl als auch der Schwere psychotischer Symptome.[352]

Da auch das Training in allgemeinen Problemlösefähigkeiten das Kreieren eines weiten Spektrums verschiedener Lösungsmöglichkeiten beinhaltet, kann gefolgert werden, dass die Effektivität der beiden angewandten Methoden wahrscheinlich mit dem Erlernen einer Vielzahl möglicher allgemeiner oder spezifischer Problemlösungsstrategien bzw. Bewältigungsmechanismen zusammenhängt. Um diese Vielzahl zur Verfügung stehender Verhaltensweisen effektiv und flexibel einsetzen zu können, müssen allerdings weitere Faktoren gegeben sein, die die Autoren als »Einsicht«[353] in die Problemstellung, in diesem Fall das Identifizieren psychotischer Symptome, bzw. als Fähigkeit bezeichneten, ein Problem zu identifizieren und mögliche Lösungsstrategien vor und nach ihrer Anwendung zu bewerten.[354]

Ähnlich wie bei Kraemer und Schickor findet sich also ein Hinweis auf die Bedeutung eines »flexiblen und differenzierten« Verhaltensrepertoires zur Problemlösung bzw. Symptomreduktion und damit zum Erhalt eines relativen Grades an psychischer Gesundheit.

Wheatons Untersuchung des Einflusses kultureller Faktoren auf depressive Symptombildung

Ähnlich wie Tarrier et al. untersuchte Blair Wheaton[355] die Auswirkung verschiedener Coping-Ressourcen auf die Ausbildung psychopathologischer Symptomatik unter Stressbelastung. Im Unterschied zu Tarrier und anderen wurden jedoch gesunde Probanden unterschiedlicher »kultureller Herkunft« untersucht,

349 Tarrier, N., Beckett, R. et al., 1993, a. a. O., S. 528
350 a. a. O., S. 527-529
351 Tarrier, N., Sharpe, L. et al.; 1993, a. a. O., S. 9
352 a. a. O., S. 9-10
353 Tarrier, N., Beckett, R. et al., 1993, a. a. O., S. 526
354 Tarrier, N., Sharpe, L. et al., 1993, a. a. O., S. 8
355 Wheaton, B.: A comparision of the moderating effects of personal coping resources on the impact of exposure to stress in two groups. Journal of Community Psychology 10, 1982, S. 299-311

nämlich 240 »Mexican-Americans« und »Anglo-Americans«.[356] Weiterhin wurden nicht einzelne Stressbewältigungsmechanismen, sondern zwei »persönliche Coping-Ressourcen«, nämlich Fatalismus und Unflexibilität, auf ihre Korrelation mit Depressivität hin untersucht.[357] Persönliche Coping-Ressourcen wurden dabei als relativ stabile Persönlichkeitseigenschaften angesehen, die Verhaltensweisen in einem ähnlichen Ausmaß bestimmen, wie situative Bedingungen dies tun.[358]

»Fatalismus« wird als Tendenz definiert, eher an die Effektivität von Umweltfaktoren als an die eigener Anstrengungen zu glauben, wenn Ursachen für persönlichen Erfolg oder Misserfolg in lebensgeschichtlich wichtigen Situationen benannt werden sollen.[359] Wheatons Konzept des Fatalismus stellt sich damit als Umkehrung von Banduras Konzept der »self-efficacy« dar, ein hoher Grad an Fatalismus scheint einen niedrigen Grad an »self-efficacy« zu bedingen und umgekehrt.[360] Bezogen auf Coping-Mechanismen soll ein hoher Grad an Fatalismus eine geringere Ausdauer und Motivation für eigenständige Anstrengungen in bedeutenden Situationen bewirken. »Unflexibilität« dagegen beeinflusse die »Weite« und »Flexibilität« des Repertoires gelernter Stressbewältigungsmechanismen. »Unflexibilität« wird dabei allerdings nicht mit der Vielfalt angewendeter Coping-Mechanismen gleichgesetzt, sondern als Persönlichkeitsmerkmal definiert, das durch Glauben an äußere Konformität, rigide Anwendung von moralischen Werten, Misstrauen und eine Betonung der Absolutheit sozialer Werte, wie z. B. Sauberkeit, gekennzeichnet sei.[361]

Entsprechend eigener, bereits früher erhobener Befunde nahm Wheaton an, dass Fatalismus eher die Anfälligkeit gegenüber akut auftretenden Stressoren erhöhe, d. h. von ihr sogenannten »instabilen« Ursachen von Stress, die durch befristete eigenständige Anstrengungen zu bewältigen seien.[362] Flexibilität solle dagegen eher den Einfluss chronischer Stressoren (wie einer konstant schwierigen Lebenslage) moderieren, da »Flexibilität« stabile Persönlichkeitsmerkmale wie die allgemeine Fähigkeit, Belastungssituationen flexibel zu meistern, beeinflusse.

Als Ergebnis fand Wheaton, dass »Mexican-Americans« in der Regel sozioökonomisch benachteiligt gegenüber »Anglo-Americans« sind, dass sie einer höheren Rate chronischer Stressoren (wie niedrigerem Einkommen oder Schwierigkeiten am Arbeitsplatz) unterliegen, und dass sie höhere Scores bei der Messung der Persönlichkeitsmerkmale »Fatalismus« und »Unflexibilität« erreichten. Entgegen der Grundannahme Wheatons waren sie jedoch trotz des stärkeren Ausmaßes an chronischer Stressexposition und der als ungünstig angesehenen Coping-Ressourcen »Fatalismus« und »Unflexibilität« nicht depressiver als Anglo-Amerikaner.[363] Wheaton vermutete hier den gegenläufigen Einfluss sozialer Unterstützung,

356 a. a. O., S. 299
357 a. a. O., S. 294-295
358 a. a. O., S. 295
359 a. a. O., S. 296
360 Bandura, A., a. a. O., S. 191-215
361 Wheaton, B., a. a. O., S. 296
362 a. a. O., S. 296
363 a. a. O., S. 302-303

die »wahrscheinlich« unter »Mexican-Americans« größer sei als unter Anglo-Amerikanern, ohne dies jedoch durch erhobene Variablen belegen zu können.[364]

Allerdings fand Wheaton gruppenübergreifend, dass »Unflexibilität« und das Ausmaß chronischer, nicht aber akuter Stressbelastung mit dem Ausmaß der Depressivität korrelierte.[365] Weiterhin fand sie, dass das Ausmaß der Depressivität bei einer Zunahme chronischer Stressoren in beiden kulturellen Gruppen signifikant zunahm, bei den Individuen mit »hoher Unflexibilität« jedoch deutlich stärker als bei jenen mit »niedriger Unflexibilität«.[366] Einen ähnlichen Zusammenhang konnte Wheaton zwischen dem Anstieg der Depressivität und der Zahl akut belastender Lebensereignisse finden: Personen mit niedrigem Fatalismus zeigten bei Anstieg der Zahl akuter Stressoren deutlich weniger Depressivität als Personen mit starkem Fatalismus.[367] Wheaton interpretierte diese Zusammenhänge als Beleg dafür, dass die Wirkung akuter Stressoren durch Fatalismus verstärkt wird, während die Wirkung chronischer Stressbelastung durch den Grad an persönlicher Inflexibilität eines Individuums moderiert wird.[368] Die Wirkung einer Zunahme der Stressbelastung wird also deutlich abgeschwächt, wenn »Fatalismus« und »Unflexibilität« nicht mit dem Ausmaß der persönlichen Anstrengungen zur Bewältigung der Situation und der Vielfalt und Flexibilität der Bewältigungsmechanismen interferieren.[369]

Auch bei Wheaton findet sich also der Hinweis auf die Bedeutung eines flexiblen Stressbewältigungsverhaltens. Ihre Daten sagen allerdings nichts über die Bedeutung eines Faktors wie »Einsicht« in die auftretenden Problemstellungen aus. Ähnlich wie Schickor und Kraemer zeigt sich bei Wheaton die Bedeutung eines Faktors, den Schickor und Kraemer in Anlehnung an Bandura »Selbstvertrauen« nennen und der sich laut Wheaton als Abwesenheit des sogenannten »Fatalismus« zeigt. Wheaton stellt jedoch klar, dass die bei gering ausgeprägtem Fatalismus gegebene Fähigkeit, zeitlich befristete, eigenständige Anstrengungen zur Stressbewältigung zu unternehmen, vor allem im Umgang mit akuten lebensgeschichtlichen Ereignissen von Bedeutung ist, während die Bewältigung chronischer belastender Zustände weniger vom Ausmaß der akut aufgewandten Anstrengungen als von der Vielfalt der zur Verfügung stehenden Bewältigungsmechanismen abhängig sei.

Zusammenfassend kann also festgestellt werden, dass alle angeführten Studien die Bedeutung flexibler und vielfältiger Stressbewältigungsmechanismen betonen. Die Flexibilität von Verhaltensweisen trägt jedoch nur dann zur seelischen Gesundheit bei, wenn diese effektiv zum Erhalt des Handlungsspielraums einer Person genutzt werden können. Dazu müssen zumindest zwei weitere Bedingungen erfüllt sein: Die Situation muss angemessen eingeschätzt werden können, wofür Zugang zu eigenen Erfahrungen wie ein Verständnis der Verhaltensweisen und »Spielre-

---

364 a. a. O., S. 303
365 a. a. O., S. 303
366 a. a. O., S. 304-305
367 a. a. O., S. 305
368 a. a. O., S. 307
369 a. a. O., S. 296

geln« der Umwelt, insbesondere der Mitmenschen, notwendig ist. Weiterhin muss eine Person die Erfahrung gemacht haben, dass eigene Anstrengungen wie der Einsatz eigener Bewältigungsmechanismen in der fraglichen Situation überhaupt etwas bewirken können, dass diese Situation also zumindest ein Stück weit von ihr beeinflusst werden kann.

Zusammenfassung

Das Ergebnis dieser Untersuchungen scheint auf den ersten Blick eher Verwirrung zu stiften. Denn die Eigenschaften der Flexibilität, Einsicht und des Vertrauens in die eigenen Fähigkeiten, die als »Coping-Ressourcen« den effektiven Einsatz von Stressbewältigungsmechanismen regulieren und eine »Grundlage seelischer Gesundheit« darstellen sollen, erscheinen den bisher gefundenen Kriterien seelischer Gesundheit als allzu ähnlich. Gibt es also Argumente dafür, die vermuteten »Grundlagen« seelischer Gesundheit mit »Kriterien« seelischer Gesundheit zu identifizieren?

Diese Frage kann insofern mit »ja« beantwortet werden, als es sicher ein Zeichen seelischer Gesundheit ist, hinreichende Ressourcen, Fertigkeiten und Fähigkeiten zu haben, um mit akuten und chronischen Belastungen erfolgreich umgehen zu können.[370] »Erfolgreich« würde in diesem Zusammenhang »ohne Entwicklung psychopathologischer Symptome« bedeuten. Eine solche Definition »erfolgreichen« Verhaltens hat den Vorteil, einen hermeneutischen Zirkel zu vermeiden, in dem »seelische Gesundheit« als Verhaltensvielfalt definiert und dann gezeigt wird, dass vielfältige Stressbewältigungsmechanismen immer dann gegeben sind, wenn eine Person ein vielfältiges Verhaltensrepertoire aufweist, das per definitionem als Zeichen von Gesundheit gewertet wird.[371] Stattdessen würde der Einfluss der Stressbewältigungsmechanismen auf die individuelle Ausprägung und den Verlauf psychopathologischer Symptome untersucht werden. Der Rückgriff auf die Fähigkeiten und Fertigkeiten im Umgang mit psychopathologischen Symptomen und den aus ihnen folgenden Leidenszuständen ermöglicht es also, die Erfahrungen im Umgang mit psychischer Krankheit für die Definition psychischer Gesundheit in spezifischer Weise nutzbar zu machen: Ein Individuum wäre demnach nicht entweder seelisch gesund oder krank, sondern das Ausmaß vielfältiger Stressbewältigungsmechanismen wird im Hinblick auf seine Bedeutung für den Umgang mit Problemen wie zum Beispiel psychischen Funktionsstörungen untersucht, die anhand eigenständiger Begriffe definiert werden.

Die genannten Kriterien seelischer Gesundheit bezeichnen also Fähigkeiten und Eigenschaften, die den Umgang mit Einschränkungen beispielsweise durch psy-

---

370 Antonovsky, A.: Health, Stress and coping. New perspectives on mental and physical well-being. San Francisco, Jossey-Bass, 1979.
371 Dies gilt gerade dann, wenn Gesundheit als Fähigkeit verstanden wird, »intentionale Handlungen durchzuführen und Ziele zu erreichen«, vgl. Nordenfelt, L.:Die Begriffe der Gesundheit und der Krankheit: Eine erneute Betrachtung. In: Schramme, T. (Hrsg.) Krankheitstheorien, Berlin, 2012, S. 223-235

chische Krankheit, also dem Vorliegen von Störungen generell lebensrelevanter Funktionsfähigkeiten in Zusammenhang mit individuellem Leid oder beeinträchtigter sozialer Teilhabe, erleichtern und damit die Handlungsmöglichkeiten einer Person erhöhen. Wenn seelische Gesundheit und Krankheit nicht aufgrund einer An- oder Abwesenheit identischer Faktoren, sondern mittels eigenständiger Kriterien definiert werden, lässt sich auch das Postulat erfüllen, einen psychisch kranken Menschen nicht ausschließlich unter dem Aspekt seiner Erkrankung zu sehen. Seine »gesunden Anteile« sind dann nicht einfach von der Krankheit verschonte Bereiche des Seelischen, sondern eigenständig zu definierende Fähigkeiten oder «Ressourcen«, die sich auch erst im Umgang mit einer Erkrankung ausbilden können. Ein psychopathologisch »schwer« erkrankter schizophrener Mensch kann demnach sehr ausgeprägte Bereiche eines gesunden, vielfältigen Seelenlebens aufweisen, die andere Menschen nicht haben und die nicht nur, aber auch für Strategien zur Bewältigung von Symptomen genutzt werden können. Indem die genannten »Grundlagen« seelischer Gesundheit die Auswirkungen krankheitsbedingter Einschränkungen begrenzen oder sogar reduzieren, können sie zur Verwirklichung eigener Ziele beitragen und als notwendiger Bestandteil eines gesunden Seelenlebens bezeichnet werden.

Andererseits umfasst eine mögliche Definition seelischer Gesundheit auch die Abwesenheit psychischer Beeinträchtigungen wie des Verlustes der Willensfreiheit und der Lebensfreude, die laut Culver und Gert allein schon eine ausreichende Bedingung für die Diagnose einer psychischen Krankheit sein soll.[372] Willensfreiheit und Lebensfreude können nun allerdings ihrerseits hypothetisch als Folge von Selbstvertrauen, flexiblem Verhalten und eventuell sogar »Einsicht« im Sinne eines zwischenmenschlichen Verstehens aufgefasst werden, sind aber mit den bisher genannten »Grundlagen« seelischer Gesundheit im Sinne von Ermöglichungsbedingungen einer individuellen Lebensgestaltung nicht identisch. Auch sind Begriffe wie der der Lebensfreude in erheblichem Ausmaß normativen Festlegungen unterworfen, die sich etwa in der Frage ausdrücken können, wie viel Lebensfreude erlebbar sein muss, damit ein Mensch nicht als depressiv bezeichnet werden kann. Das spricht (neben der bereits erwähnten, kontroversen Diskussion um die Willensfreiheit) gegen eine Definition seelischer Gesundheit, die Einschränkungen der Willensfreiheit und der Lebensfreude ausschließt.

Schließlich erscheinen alternative Definitionen von Gesundheit, die auf einer Aufzählung all der Eigenschaften beruhen, die Gesundheit charakterisieren sollen, in so starkem Ausmaß von persönlichen Werten und Vorlieben der jeweiligen Autoren abhängig zu sein, dass so entstandene Definitionen psychischer Gesundheit kaum miteinander verglichen werden können.[373] Schon von daher scheint sich eine Auflistung all der als gesund gewerteten, vielfältigen Verhaltensweisen zur Charakterisierung seelischer Gesundheit nicht zu empfehlen.

---

372 Culver, C., Gert, B., a. a. O., S. 79
373 Boorse, C., a. a. O., S. 69-70; vgl. Reznek, C., a. a. O., S. 18-19

Dagegen kann der Begriff vielfältigen und flexiblen Verhaltens als wesentliches Kriterium psychischer Gesundheit bezeichnet werden, da er sowohl als Therapieziel verschiedener psychotherapeutischer Schulen als auch als Ressource im Umgang mit seelischer Krankheit und weiteren Schwierigkeiten benannt werden kann. Auch Selbstvertrauen und die Fähigkeit zur Einsicht in die Grundlagen eigener und fremder Handlungen und Haltungen können als Therapieziel psychotherapeutischer Behandlung bezeichnet und in ihrer Bedeutung für den erfolgreichen Einsatz von Stressbewältigungsmechanismen anerkannt werden und somit als Kriterien seelischer Gesundheit gelten. Eine solche Definition seelischer Gesundheit, die mit wenigen, weitgehend formalen Konzepten operiert und sich im Wesentlichen an solchen Begriffen orientiert, denen eine Bedeutung bei der Ermöglichung und Aufrechterhaltung eines dann nicht weiter definierten gesunden Seelenlebens in all seiner Vielfalt zukommt, besitzt einen weiteren Vorteil: Sie vermeidet eine enge Definition »gesunder« Verhaltensweisen, die dazu genutzt werden könnte, gesellschaftlich abweichendes oder aktiv ausgegrenztes Verhalten zu pathologisieren.

Wolfgang Haug hat auf die gefährliche Verwendung pathologisierender Begriffe gegen Minderheiten und politische Gegner im Faschismus verwiesen, die bis zur Diffamierung ganzer Personengruppen als »Krankheit an Volkskörper« reicht.[374] Konsequenterweise wurden Ärzte als Exekutoren der Vernichtung dieser angeblichen »Schädlinge« eingesetzt. Susan Sontag nennt die Belegung bestimmter Phänomene oder Personen mit Krankheitsmetaphern eine »Anstiftung zur Gewalt«, da bereits die Beschreibung der medizinischen Therapie beispielsweise eines Carcinoms von »militärischen Metaphern aggressiver Kriegsführung« durchsetzt sei: so werden die Patienten mit Strahlen »beschossen«, um Krebszellen zu »töten«.[375] Im Bereich psychopathologischer Klassifikationen versteht Haug die Aggressivität der verwendeten Begriffe als Folge der gesellschaftlichen Rolle der Psychiatrie, die als »Normalisierungsmacht« das »Abnorme« beschreibe und klassifiziere. [376] Dementsprechend ist eine rigide Definition seelischer Gesundheit zu vermeiden, wenn eine mögliche Pathologisierung oppositionellen Sozialverhaltens verhindert werden soll. Im Folgenden sollen die ethischen Konsequenzen der bisher erarbeiteten Kriterien psychischer Gesundheit untersucht werden. Dazu muss eine weitere Klärung der verwendeten Kriterien erfolgen und die so abgegrenzten Begriffe sollen ihrerseits auf implizit angelegte, missbräuchliche Verwendungsmöglichkeiten hin überprüft werden.

---

374 Haug, W.: Faschisierung des Subjekts. West-Berlin, 1986, S. 19-29
375 Sontag, S.: Krankheit als Metapher. Frankfurt/M., 1981, S. 78-104
376 Haug, W., a. a. O., S. 74

3   Kriterien seelischer Gesundheit

3.1   Vielfältiges und flexibles Verhalten als Kriterium seelischer Gesundheit

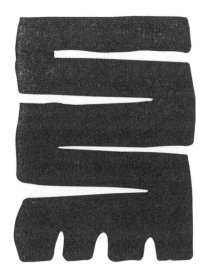

Nkyinkyim

»Ohemmaa nnkyinkyin«

Sich ändern, viele Rollen spielen.
(Aus: Adinkra. Symbolsprache der Ashanti. Berlin, 1993, S. 33)

Der Begriff des »vielfältigen und flexiblen Verhaltens« und damit der situations-
angepassten Handlungsfähigkeit erscheint geeignet, als grundlegendes Kriterium
psychischer Gesundheit benannt zu werden. Denn aufgrund seines formalen
Charakters, nur Aussagen über die Vielfalt und Flexibilität von Handlungsweisen des Individuums zu treffen, kann er inhaltlich auf vordergründig so verschiedene Verhaltensweisen wie »Stressbewältigungsverhalten«, verwirklichte »Aktualisierungstendenzen«, »Problemlösungen als Ich-Funktionen« oder »effizientes

Handeln«[377] angewandt werden. Die Therapieziele verschiedener psychotherapeutischer Schulen und die Ergebnisse der Untersuchung von Verhaltensweisen, die als Coping-Mechanismen helfen, psychische Erkrankungen zu bewältigen, ließen sich demnach mit diesem Begriff erfassen.

Eine nähere Begriffsanalyse zeigt jedoch, eine erste Schwierigkeit, die sich bei der Anwendung des Begriffs ergibt. Bisher haben wir so getan, als sei ein Begriff »vielfältigen« und »flexiblen« Verhaltens in seiner Bedeutung hinreichend klar, um auf verschiedenste Verhaltensweisen angewandt zu werden, die eine Person einsetzt, um ihre Ziele zu erreichen. Zielorientierte Verhaltensweisen könnten dabei in Anlehnung an Culver und Gert und unter Hypostasierung eines dem Menschen gegebenen Vermögens zu »intentionalen Akten« als »beabsichtigte Handlungen«[378] – im Gegensatz zu Unfällen oder versehentlichen Aktionen – definiert werden. Schwierigkeiten bereitet jedoch die intuitiv sofort eingängige Unterscheidung zwischen »vielfältigen« und »flexiblen« Verhaltensweisen. Eine klare Abgrenzung dieser Qualitäten findet sich weder bei Wheaton noch bei Kraemer und Schickor, obwohl diese beide Begriffe benutzen.[379]

Wheaton unterscheidet die Weite (»range«) des Repertoires aus Stressbewältigungsverhalten einerseits und die Flexibilität der Anwendung andererseits. Mit der »Weite« ist dabei offenbar die Anzahl verschiedener Handlungsweisen gemeint, wobei leider unklar bleibt, wie diese quantifiziert werden können. Ein Kriterium zur Abgrenzung einer Verhaltensweise von einer anderen wäre jedoch notwendig, um die »Flexibilität« des Handelns beurteilen zu können. Denn Mangel an Flexibilität soll sich ja gerade in der starren Anwendung nur ganz bestimmter Verhaltensweisen in »allen Stresssituationen« zeigen. In den empirischen Untersuchungen von Kraemer und Schickor werden einzelne Verhaltensweisen in einem Fragebogen bereits vorgegeben, so dass die Unterscheidung verschiedener Handlungsweisen hier bereits vor der empirischen Untersuchung festgelegt worden ist.[380] Tarrier et al. hingegen identifizieren erfolgreiche Stressbewältigungsmechanismen in Zusammenarbeit mit ihren Patienten, und teilten sie in Kategorien wie »kognitive Strategien« oder »Verhaltensstrategien« ein. Da sie den Begriff des »vielfältigen« oder »flexiblen« Verhaltens selbst nicht verwandten und primär am Effekt des Trainings einzelner Verhaltensweisen interessiert waren, findet sich kein Hinweis darauf, anhand welchen Kriteriums eine Verhaltensweise von einer anderen unterschieden wird. Theoretisch erscheint auch ein Rekurs auf die von Georg v. Wright beschriebenen »Basishandlungen« zur Unterscheidung einzelner Verhaltensweisen kaum möglich. Denn diese »Basishandlungen« werden nicht als quantifizierte Bestandteile komplexer Verhaltensweisen aufgefasst, die zu einer bestimmten Handlung aufaddiert werden können. Es kann also nicht anhand einer solchen Quantifikation ein Kriterium gewonnen werden, das festlegt, dass eine

---

377 Baade, F.W. et al., a.a.O., S. 25; vgl. Rogers, C.R., a.a.O.
378 Culver, C., Gert, B., a.a.O., S. 109-125; vgl. auch von Wright, G.H.: Erklären und Verstehen, Königstein, 1984, S. 20 ff.
379 Wheaton, B., a.a.O., S. 296 ff; vgl. Kraemer, S., Schickor, J., a.a.O., S. 212 ff
380 Kraemer, S., Schickor, J., a.a.O., S. 213

Verhaltensweise dann gegenüber einer zweiten als verschieden zu gelten hat, wenn die Anzahl ihrer Basishandlungen differiert.

Von Wright definiert Basishandlungen ausdrücklich als »Handlungen, von denen man nicht sagen könnte, dass sie dadurch vollzogen werden, dass man etwas anderes tut.«[381] Eine solche Basishandlung wäre das Drehen des Fensterknaufs, der das Fenster öffnet; nicht jedoch der Akt des »Lüftens«. Wenn aber ein Mann in einer Stresssituation seine Frau anbrüllt und sein Kind schlägt, so würden die Basishandlungen des Brüllens und Schlagens sich wenig von einem Schlagen gegen eine Wand oder Anbrüllen gegen den Sturm unterscheiden, für die Differenzierung separater Stressbewältigungsmechanismen wäre jedoch nicht die Identität oder Differenz der Basishandlungen entscheidend, sondern jene der ferneren Ergebnisse oder Folgen der Handlung, also z. B. die Reaktion der Umwelt, ihr Einfluss auf den Zustand des primär handelnden Akteurs, die Frage, ob sich sein Zorn gelegt hat etc. Eine analytische Aufsplitterung dieser komplexen Folgen in einzelne Basishandlungen und eine Differenzierung der Verhaltensweisen aufgrund der Anzahl identischer Handlungen erscheint also als ungeeignet, die Frage der Unterscheidung verschiedener Stressbewältigungsmechanismen zu beantworten, da wesentliche Aspekte der Handlung, wie z. B. kognitive oder emotionale Zustände, davon nicht erfasst werden. Wheaton ging dementsprechend einen anderen Weg und versuchte, nicht die Anzahl oder Flexibilität von Verhaltensweisen zu erfassen, sondern die ihr hypothetisch zugrunde liegenden Eigenschaft der handelnden Person, die er als Grad an »Rigidität« zu erfassen suchte.

Bei dieser Rigidität handelt es sich aber um »Charaktereigenschaften« wie Konformität zu gesellschaftlichen Regeln, eine rigide Moral oder einen starren Sauberkeitsbegriff. Dass diese Eigenschaften eine Person in der Vielfältigkeit oder Flexibilität ihrer Verhaltensweisen einschränken, wird hypostasiert, aber nicht empirisch überprüft.[382] Der Begriff der Vielfältigkeit oder Flexibilität menschlichen Verhaltens ist also ein qualitativer, der sich nicht aus einer quantifizierenden Aufsummierung einzelner, distinkter Handlungsvollzüge ableiten lässt.

Eine sinnvolle Unterscheidung einzelner Verhaltensweisen lässt sich offenbar am ehesten im Diskurs mit den Handelnden selbst vornehmen, vor allem wenn dieser zur flexiblen Anwendung dieser Verhaltensweisen ermutigt werden soll (vgl. das Vorgehen von Tarrier et al.[383]). Denn geleitet von dem Ziel einer praktischen Anwendung ist eine Unterscheidung und Benennung solcher Verhaltensweisen sinnvoll, die der betreffende Patient selbst identifizieren und anwenden kann. Der Begriff der »flexiblen und vielfältigen Verhaltensweisen« erscheint so als für die praktische, therapeutische Arbeit durchaus brauchbarer Begriff, während eine objektivierende und quantifizierende Erfassung menschlicher Handlungen kaum möglich zu sein scheint.

Wenn vielfältige und flexible Verhaltensweisen als Kriterium seelischer Gesundheit gewertet werden, ergibt sich eine weitere Schwierigkeit im Hinblick auf

---

381 von Wright, a. a. O., S. 70
382 Wheaton, B., a. a. O., S. 296
383 Tarrier, N., Sharpe, L. et al., 1993, a. a. O., S. 7 ff

die ethischen Konsequenzen einer solchen Definition seelischer Gesundheit. Wird die Befähigung zu vielfältigen Handlungsweisen und ihrer flexiblen Anwendung als Kriterium seelischer Gesundheit gewertet, könnte dies einem schrankenlosen Opportunismus das Wort reden. Dieses Problem wurde beispielsweise anhand der Pathologisierung der Verhaltensweisen eines US-amerikanischen Soldaten angesprochen, der nach einer Kampferfahrung akut verwirrt war und meinte, er sei nicht fähig zu töten.[384] Die Unfähigkeit, eine bestimmte Verhaltensweise wie das Töten ausführen zu können, wäre dann ein Hinweis auf eine Beeinträchtigung der seelischen Gesundheit, zumindest wenn die individuelle Befähigung zu vielfältigsten Handlungsweisen ohne weitere Spezifikation als hinreichendes Kriterium für seelische Gesundheit gewertet würde. Soll die Befähigung zum flexiblen und vielfältigen Verhalten aber nur dann als Kriterium seelischer Gesundheit gelten, wenn dieses Verhalten situationsadäquat ist, setzt diese Einschränkung eine zumindest minimale Zugänglichkeit des eigenen wie fremden Erlebens voraus, die den betreffenden Soldaten etwa aus Mitleid mit anderen am Töten hindern kann. Mit anderen Worten: Das Vorliegen vielfältiger, flexibler Handlungsmöglichkeiten ist für sich allein genommen kein hinreichendes Kriterium für seelische Gesundheit, weitere Faktoren wie die Zugänglichkeit der eigenen und fremden Erfahrungen und Haltungen spielen eine wesentliche Rolle für deren Zuschreibung. Nicht jede Flexibilität und Vielfalt möglicher Verhaltensweisen sollte also als Kriterium seelischer Gesundheit gelten, denn sonst wäre ein Wächter in einem Konzentrationslager, der sich »flexibel« an die Situation angepasst und die geforderten Handlungsweisen problemlos ausführt, als »gesund« zu bezeichnen.

Aber wie ist das Leiden des Soldaten während und nach seinem akuten Konflikt zwischen Gehorsam und Mitleid zu verstehen? Ein Verweis auf das von Culver und Gert aufgestellte Kriterium der »unabhängigen, äußeren Ursache«, deren Vorliegen bei einem Zustand dessen Definition als Krankheit ausschließt,[385] kann helfen, zwischen der akuten Konfliktsituation im Krieg und der gegebenenfalls späteren Ausbildung einer seelischen Erkrankung zu unterscheiden: so könnte der Krieg oder spezifischer die spezielle Situation im Krieg oder im Faschismus als eine äußere Ursache gewertet werden, die die Diagnose einer seelischen Erkrankung ausschließt. Sollte der Soldat aber auch nach der Entlassung aus der Armee noch leiden, z. B. an seinen Erinnerungen, wäre er möglicherweise als »krank« zu bezeichnen und könnte psychotherapeutische Hilfe brauchen. Um eine psychische Erkrankung (beispielsweise eine posttraumatische Belastungsreaktion) diagnostizieren zu können, müsste es dann allerdings zu einer Beeinträchtigung allgemein lebensrelevanter Funktionsfähigkeiten sowie zu persönlichem Leid oder einer Beeinträchtigung von Aktivitäten des täglichen Lebens (Körperpflege, Nahrungsaufnahme etc.) kommen. Die Fähigkeit, zu töten, ist aber sicher keine universell überlebensrelevante Funktionsfähigkeit und die Unfähigkeit zu töten kein Hinweis auf das Vorliegen einer psychischen Erkrankung.

---

384 Camp, N.M., a. a. O., S. 1005
385 Culver, C., Gert, B., a. a. O., S. 73 ff; zur Frage alltäglicher Grausamkeit vgl. Kipphardt, H.: Bruder Eichmann. Berlin, Weimar, 1985, S. 89

Unsere Überlegungen zeigen, dass der schrankenlose Opportunismus eines Mit-
läufers und Mittäters kein Kennzeichen seelischer Gesundheit sein sollte und dass
ein rein formales Konzept vielfältiger und flexibler Verhaltensweisen einerseits
dessen breite Anwendung auf unterschiedliche Therapieziele und Stressbewältigungsmechanismen ermöglicht, anderseits aber jedes inhaltliche Kriterium vermissen lässt, anhand dessen die Befähigung zu bestimmten (z. B. menschenver-
achtenden) Verhaltensmustern von derjenigen zu situationsadäquat flexibel
gestalteten Verhaltensweisen unterschieden werden könnte.

Einen möglichen Ausweg deuten Schickor und Kraemer an, wenn sie bestimmte
Verhaltensweisen, die mit Störungssymptomen zusammenhängen, als »ineffektiv«
bezeichnen.[386] Voraussetzung für eine solche Kennzeichnung ist aber eine Bewertung menschlichen Verhaltens im Kontext von allgemein formulierbaren Zielen.
Wenn man sich sträubt, Mitläufern im Nationalsozialismus eine besondere seelische Gesundheit aufgrund ihrer flexiblen Anpassungsfähigkeit zu attestieren, dann
deshalb, weil sie ein weiteres Kriterium seelischer Gesundheit vermissen lassen: das
des nachvollziehenden Verstehens eines Mitmenschen. Wer als funktionsfähiges
Mitglied einer Vernichtungsmaschinerie nicht das Leid nachempfinden kann, das er
anderen Menschen antut, und dadurch an seinem Tun gehindert wird, kann kaum
als seelisch »gesund« bezeichnet werden, auch wenn keine definierte seelische
Krankheit diagnostiziert werden kann. Handlungsvielfalt könnte also nur dann ein
Zeichen seelischer Gesundheit sein, wenn sie die Befähigung zum Mitgefühl und
damit zum situationsangemessenen Verstehen mitmenschlicher Erfahrungen und
Ziele beinhaltet. Bevor der Begriff des nachempfindenden Verstehens jedoch weiter
ausgeführt werden kann, muss noch ein weiterer Begriff geklärt werden, der als
Bedingung der Umsetzung vielfältiger Verhaltensweisen gilt – der des Selbstver-
trauens.

---

386 Kraemer, S., Schickor, I., a. a. O., S. 218

3.2   Selbstvertrauen versus Entfremdung

Dwannimmen

»Dwannini ye asisie a, ode n'akorana na enneye ne mben.«

Das Horn des Widders. Das Herz und nicht das Horn lassen den Widder kämpfen. (Adinkra, Symbolsprache der Ashanti. A. a. O., S. 46)

Nach Bandura bestimmt die Effektivitätserwartung darüber, ob bestimmte Verhaltensweisen zur Problembewältigung überhaupt eingesetzt werden und wie lange diese Anstrengung aufrechterhalten wird.[387] Die Effektivitätserwartung, von Kraemer und Schickor als »Selbstvertrauen« bezeichnet,[388] ist also die Voraussetzung dafür, dass »vielfältige und flexible« Verhaltensweisen überhaupt zur Anwendung kommen. Umgekehrt steigert ein »erfolgreiches« Handeln die Effektivitätserwartung bzw. das Selbstvertrauen.[389]

Selbstvertrauen erfüllt also eine wesentliche Funktion als Bedingung des Auftretens flexibler Handlungsweisen. Bei aller Verschiedenheit der im Einzelnen angewandten Begriffe sieht auch die Gesprächspsychotherapie im Selbstvertrauen eine wesentliche Bedingung menschlichen Handelns. Hier liegt die Betonung jedoch weniger auf der Effektivität menschlichen Handelns als auf der Akzeptanz eigener Wünsche und Selbstverwirklichungstendenzen:[390] Da die Gesprächspsychotherapie eine primäre Tendenz zur Selbstverwirklichung mit dem Begriff der »Aktualisierungstendenz« hypostasiert,[391] muss sie nicht das »Zur-Anwendung-Gelangen«

387 Bandura, A., a. a. O., S. 191
388 Kraemer, S., Schickor, I., a. a. O., S. 218
389 Baade, F.W. et al., a. a. O., S. 136
390 Finke, J.: Der Krankheitsbegriff in der Klientenzentrierten Gesprächspsychotherapie. In: Britz, A., Petzold, H. (Hrsg.), a. a. O., S. 102
391 Rogers, C.R.; 1983, a. a. O., S. 41

einzelner Verhaltensweisen erklären, die dieser Selbstverwirklichung dienen, sondern vielmehr jene Faktoren identifizieren, die diesen »natürlichen« Prozess stören. Die Verhaltenspsychologie, die eine solche »anthropologische« Hypothese primärer, »angeborener« Motive nicht teilt oder diese gar als tautologische Benennung von Handlungsweisen ablehnt, denen bereits bei ihrer Beschreibung ein »Streben nach Erfüllung« unterstellt wurde,[392] muss dagegen eine primäre Erwartung zukünftiger Belohnung hypostasieren, wenn sie das Auftreten bestimmter Handlungsweisen erklären will. Denn nach ihrem grundsätzlichen »Gesetz der Wirkung« wird eine Verhaltensweise wiederholt, auf deren Durchführung für den Organismus angenehme Konsequenzen folgen.[393] Es ist also die extern erfassbare Belohnung bzw. die Erwartung erfolgreichen, zur Belohnung führenden Verhaltens und kein allgemein menschliches Streben nach Selbstverwirklichung, das für die Verhaltenspsychologen die Manifestation einzelner Verhaltensweisen erklärt.

Der Begriff des Selbstvertrauens hat damit in der Gesprächspsychotherapie eine andere Konnotation. Selbstvertrauen wäre demnach die natürliche Folge einer ungestörten Manifestation der Aktualisierungstendenzen des Selbst und damit primär unabhängig vom »Erfolg« dieser Strebungen. Das Scheitern dieser Selbstverwirklichungstendenzen lässt sich jedoch ohne grundlegende Widersprüche in den Begriffen beider Therapieschulen erklären. Die mangelnde Akzeptanz, die den Selbstverwirklichungstendenzen des Kindes durch seine eigenen Bezugspersonen entgegengebracht werden kann und zur Verschlossenheit des Kindes gegen seine eigenen Wünsche führen soll, kann in der verhaltenspsychologischen Terminologie als Ausbleiben angenehmer Konsequenzen auf eine Handlung hin bezeichnet werden. Im Ergebnis versuchen beide Bezeichnungsweisen, das Ausbleiben weiterer derartiger Handlungen zu erklären. Die Gesprächspsychotherapie geht jedoch nicht (nur) von der Annahme aus, dass die nicht-akzeptierte Verhaltensweise mangels Verstärkung nicht mehr ausgeübt wird, sondern hypostasiert drüber hinaus, dass in Zukunft die Wahrnehmung solcher Aktualisierungstendenzen vom Kind verweigert werden kann.[394] Durch die mangelnde Akzeptanz seiner Bestrebungen ist also nicht nur das Selbstvertrauen des Kindes erschüttert (Finke spricht von einer »tiefgreifenden Verunsicherung des Selbstwerterlebens«), sondern es soll zur Abschottung der Wahrnehmung gegenüber diesen Strebungen kommen. Diese »Verleugnung« des eigenen Wesens belegt Rogers mit dem Begriff der »Entfremdung«,[395] und zwar von »wesentlichen Empfindungen, gefühlhaften Stellungnahmen und Bedürfnissen« des eigenen Selbst.[396] Nach dieser Konzeption entscheidet also das Selbstvertrauen nicht direkt darüber, ob eine Handlungsweise zur Anwendung kommt. Selbstvertrauen ist vielmehr die Folge ungestörter Selbstverwirklichung, während die Unfähigkeit, ein bestimmtes Verhalten zu zeigen, nicht

---

392 Davison, G.C., Neale, J.M., a. a. O., S. 495
393 a. a. O., S. 47
394 Finke, J., 1991, a. a. O., S. 27
395 Rogers, C.R.: Eine Theorie der Psychotherapie, der Persönlichkeit und der zwischenmenschlichen Beziehungen. Köln, 1987
396 Finke, J., 1992, a. a. O., S. 103

einfach Folge mangelnden Selbstvertrauens ist, sondern Resultat einer aktiven Verleugnung dieser Verhaltensmöglichkeit, die als unvereinbar mit dem Selbstbild nicht zur Wahrnehmung zugelassen wird.

Während sich hier die Bezüge zur Psychoanalyse geradezu aufdrängen, deren theoretische Annahmen ja eine komplexe Erklärung dieser »Wahrnehmungsverweigerung« als Abwehr bzw. Verdrängung beinhalten, findet sich keine einfache Parallelität der Begriffe des »Selbst« und des »Selbstvertrauens« in Psychoanalyse und Gesprächspsychotherapie. Der Grund hierfür ist mit Freuds Begriffswahl verbunden: Freud arbeitete mit dem Begriff des »Ich« und nicht des »Selbst«. In seinen grundlegenden Ausführungen zum Narzissmus in der Schreber-Studie sprach Freud von einem psychotischen Rückzug libidinöser Strebungen auf das »Ich« im Gegensatz zu äußeren »Objekten«. Wenn das »Ich« so zum Liebesobjekt werde, sei eine Regression auf das Stadium des »Narzissmus« erfolgt.[397] Dieses »Ich« sei allerdings nicht von Anfang an im Individuum gegeben, sondern entstehe erst im Laufe der individuellen Entwicklung.[398] Zudem unterschied Freud 1923 zwischen dem »Ich« und dem »Es« als Strukturen des »seelischen Apparates« des Individuums.[399] Damit war der Begriff des »Ich« mit einer bestimmten Struktur der Psyche verknüpft und konnte nicht mehr zur Bezeichnung der Gesamtpersönlichkeit verwendet werden.

Eine weitere Schwierigkeit ergibt sich laut Heinz Hartmann aus der Beobachtung, dass auch bei der Besetzung der »eigenen Person« mit Libido im Stadium des Narzissmus nicht alles Interesse an äußeren Objekten erloschen sei. Seiner Auffassung nach werde zwar das »Ich« als psychische Struktur im Sinne Freuds mit Libido überschwemmt, diese richte sich jedoch nicht nur auf die eigene Person, sondern auch weiterhin auf Objekte. Für Hartmann ergab sich damit das Problem, dass er nicht wie Freud einfach von einem Rückzug der Libido ins »Ich« sprechen konnte, wenn dieses »Ich« einmal eine psychische Struktur mit spezifischen Aufgaben, ein andermal die eigene Person als Triebobjekt im Gegensatz zu äußeren Objekten bezeichnen sollte. Für letzteres wählte er daraufhin den Begriff des »Selbst«. Demnach staut sich im Narzissmus die Libido im »Ich« an und richte sich auf äußere Objekte oder das Selbst.[400]

Der Unterschied zur Gesprächspsychotherapie wird hier deutlich. Während diese von primären »Selbstverwirklichungstendenzen« ausgeht, die sich in den Strebungen der Person manifestieren, beruht eine Grundannahme der Psychoanalyse auf der Existenz von Trieben, die sich auf äußere Objekte oder das »Selbst« richten können. Beim Auftreten von Handlungsweisen, die eine Triebbefriedigung erzielen sollen, manifestiert sich also ein »Triebreiz«, der seine »Beseitigung« durch »Aktionen« fordert,[401] keine »Selbstverwirklichungstendenz«. Dementsprechend

397 Freud, S., GW, Bd. VIII, a. a. O., S. 297 ff.
398 Freud, S., GW, Bd. X, a. a. O., S. 142
399 Freud, S., Das Ich und das Es, a. a. O., S. 176 ff.
400 Hartmann, H.: Ich-Psychologie und Anpassungsproblem, Stuttgart, 1960, S. 132 und 190
401 Freud, S., GW, Bd. X, a. a. O., S. 210 ff.

kann »Selbstvertrauen« keine Bedingung des Auftretens von Handlungen zur Triebbefriedigung sein. Ein vermindertes Selbstwertgefühl kann demnach ebenfalls nicht Folge einer mangelnden Akzeptanz von Handlungen sein, die auf Triebbefriedigung zielen, denn solche Handlungen wären ja Ausdruck der Triebreize und nicht primär als Selbstverwirklichungstendenz zu fassen. Dementsprechend ist Selbstvertrauen in traditioneller psychoanalytischer Sicht nicht als Resultat gelungener Selbstverwirklichungstendenzen zu verstehen, sondern – unter dem Aspekt von Trieb und Triebabwehr gesehen – eine Folge der libidinösen Besetzung des Selbst.

Der in dieser Sichtweise angelegte Antagonismus zwischen einer Besetzung des »Selbst« gegenüber einer Besetzung der Objekte ist in der Folge von Analytikern wie Balint[402] und Winicott kritisiert worden. Diese gingen von einer primären Bezogenheit des Kleinkindes auf die Mutter aus, nicht von einer primären, ausschließlichen Besetzung des »Selbst« des Kindes mit Libido.[403] In dieser primären Bezogenheit des Kindes bilde sich dann das »Urvertrauen« aus[404] (▶ Kap. 2.2). Bei einer Störung käme es dagegen zur Abspaltung der nicht anerkannten Impulse des Kindes.[405]

In dieser Sichtweise, die die Bedeutung der Akzeptanz kindlicher Strebungen durch die Bezugspersonen und nicht nur die erfüllte Triebbefriedigung betont, ähneln die Konsequenzen eines Misslingens der frühen interpersonalen Beziehungen denen, die von den Gesprächspsychotherapeuten der mangelnden Akzeptanz der Selbstverwirklichungstendenzen zugeschrieben werden. In beiden Fällen kommt es zur Abspaltung bzw. Abwehr von Impulsen, Wünschen bzw. Strebungen des Kindes, woraus jene »Unoffenheit gegenüber sich selbst« resultiert, die Rogers als »Entfremdung« zu fassen suchte. Da die Psychoanalyse also über eine Hypothese einer primären, angeborenen (Trieb-)Motivation zur Erklärung des Auftretens von Verhaltensweisen verfügt, muss sie das »Selbstvertrauen« nicht als wesentlichen Faktor zur Erklärung des Auftretens einzelner Handlungsweisen anführen. In dieser Hinsicht ähnelt sie der Gesprächspsychotherapie, die ebenfalls eine primäre Motivation zu Handlungen mit Selbstverwirklichungstendenz annimmt.

Ein deutlicher Unterschied zwischen Psychoanalyse und Gesprächspsychotherapie hinsichtlich des Begriffs des Selbstvertrauens besteht allerdings dann, wenn psychoanalytische Theoriebildung vom Trieb bzw. von der libidinösen Besetzung des Selbst gegenüber den Objekten ausgeht. Triebbefriedigung schafft demnach nicht automatisch Selbstvertrauen oder gar eine Steigerung des Selbstwertgefühls, da diese von der libidinösen Besetzung des Selbst abhängen soll, nicht von dem Ausmaß der erreichten Triebbefriedigung. Eine Übereinstimmung zwischen Psychoanalyse und Gesprächspsychotherapie lässt sich jedoch dann aufzeigen, wenn das Selbstvertrauen bzw. »Urvertrauen« in die Umwelt aus dem Gelingen interpersonaler Beziehungen abgeleitet wird. Neben der erreichten Triebbefriedigung sind dann auch Aspekte wie die Integration oder Abwehr des Vertrauens in die eigenen Fähigkeiten und Bedürfnisse von Bedeutung.

---

402 Balint, M., a. a. O., S. 82
403 Winicott, D.W., a. a. O., S. 1363
404 Erikson, E.M., a. a. O., S. 240
405 Vgl. Klein, M., a. a. O., S. 106 ff

Mit dem Unterschied, dass die Verhaltenspsychologie eine Abwehr oder Wahrnehmungsverweigerung bestimmter Bedürfnisse oder Motivationen nicht kennt, zeigt sich also, dass alle drei Therapieschulen dem Selbstvertrauen große Bedeutung für das Handeln des Individuums zumessen. Denn auch die Verhaltenstherapie (nach Bandura) sieht ja das Selbstvertrauen nicht nur als Voraussetzung, sondern auch als Resultat bisheriger Erfahrungen, wobei die Betonung allerdings weniger explizit auf den interpersonalen Beziehungen liegt. Umgekehrt schreiben sowohl Gesprächspsychotherapeuten wie Finke und Psychoanalytiker wie Balint oder Erikson dem »Selbstwertgefühl« bzw. »Urvertrauen« eine entscheidende Bedeutung für das weitere zwischenmenschliche Handeln zu. So soll laut Finke eine Verunsicherung des Selbstwerterlebens des Kindes zu tiefgreifenden Beziehungsstörungen führen können,[406] während Erikson[407] bei fehlendem Urvertrauen von einer mangelnden Kompetenz beim Umgang mit den eigenen Bedürfnissen ausgeht, die schwerste Beeinträchtigungen bis hin zur schizophrenen Erkrankung nach sich ziehen könne.[408]

Zwar besteht hier ein weiterer Unterschied zwischen Verhaltenspsychologie einerseits und Psychoanalyse bzw. Gesprächspsychotherapie andererseits darin, dass erstere nicht von einer in der Kindheit abgeschlossenen Ausbildung des Selbstvertrauens ausgeht, sondern dieses in lebenslanger Wechselwirkung mit dem Erfolg oder Scheitern eigener Handlungen versteht.[409] Andererseits geht auch ein Analytiker wie Erikson von der Möglichkeit aus, das »Urvertrauen« durch spätere Erfahrungen, z. B. in einer Therapie, verstärken zu können, so dass auch hier keine strenge Bindung der Entwicklung des Vertrauens an ein bestimmtes Lebensalter vorliegt.[410]

Kritisch gegenüber den genannten Ansätzen muss allerdings angemerkt werden, dass sie jeweils zumindest prinzipiell von der Möglichkeit ausgehen, dass Selbstvertrauen in unserer Gesellschaft als Resultat gelungener Handlungen des Individuums auftreten kann. Deutlich wird dies an Rogers Verwendung des Begriffs der Entfremdung: Entfremdung ist demnach etwas, das im therapeutischen Prozess überwunden werden soll und kann, kein grundlegendes Kennzeichen der Arbeitsprozesse und damit der »Selbstvergegenständlichung« des Menschen im Kapitalismus.[411]

Aber nicht nur Marx kommt aufgrund seiner Analyse der Arbeitsverhältnisse im Kapitalismus zur Einschätzung, dass eine Aufhebung der Entfremdung ohne Veränderung der gesellschaftlichen Gegebenheiten unmöglich ist. Auch Robert D. Laing beantwortete die Frage nach der Möglichkeit einer individuellen Therapie eines Menschen, der wesentliche Wahrnehmungen eigener Erfahrung und Be-

---

406 Balint, M., a. a. O., S. 194
407 Finke, J., a. a. O., S. 27
408 Erikson, E.H., a. a. O., S. 202
409 Baade, F.W. et.al., a. a. O., S. 133 ff
410 Erikson, E., a. a. O., S. 242
411 Marx, K. Ökonomisch-Philosophische Manuskripte (1844), Marx Engels Werke (MEW), Ergänzungsband, Teil 1. Berlin, 1979, S. 574; ders.: Das Kapital. MEW, Bd. 23. Berlin, 1979, S. 596

dürfnisse abgespalten habe, negativ. Das »falsche Selbst«, das durch Abspaltung gesellschaftlich unakzeptabler Bedürfnisse nach Transzendenz und Ekstase als »konforme Persönlichkeit« entstehe, werde von einer Zivilisation erzwungen, die jede »eindringliche Erfahrung anderer Dimensionen« zu vernichten drohe.[412]

Jean-Paul Sartre interpretierte im Vorwort zur Streitschrift des Sozialistischen Patientenkollektivs Heidelberg (»Aus der krankheit eine waffe machen«) den Begriff der »Krankheit im Kapitalismus«, wie er vom SPK verwendet wurde, ebenfalls als »Entfremdung«, und sprach sich gegen die Idee einer möglichen Heilung im Kapitalismus aus. Ziel könne nur die »Entfaltung der Krankheit« sein, bis sie »durch die gemeinsame Bewusstwerdung zu einer revolutionären Kraft wird«.[413] Ziel einer Psychotherapie könnte so nur die Aufhebung der Wahrnehmungsverweigerung durch interpersonale Akzeptanz der abgespaltenen Erfahrungen sein. Sollte diese Erfahrung als mit den herrschenden Zuständen unvereinbar erscheinen, müsste diese Akzeptanz eine solidarische Revolte im Namen des gemeinsamen Menschseins beinhalten. Camus' »ich empöre mich, also sind wir«[414] wäre in ein »wir empören uns« zu verwandeln. Die Gefahr einer solchen Solidarisierung liegt jedoch in der erneuten Verleugnung, diesmal der Differenz in der Teilhabe an gesellschaftlichen Machtstrukturen. Ein durch solidarische Empörung kaum zu überbrückender Abgrund klafft zwischen den in der Gesellschaft funktionierenden Therapeuten und den manifest Erkrankten, ein Abgrund, der allenfalls durch die eigene Konfrontation mit den Interessen des »anderen« erkannt und gesellschaftlich wirksam gemacht werden kann.[415]

---

412 Laing, R.D.: Vorwort zu »Das geteilte Selbst«. Köln, 1972, S. 11-12
413 Sartre, J.P.: Vorwort. In: SPK (Sozialistisches Patientenkollektiv): Aus der krankheit eine waffe machen. Tiamat Texte, o.J., S. 6-7
414 Camus, A.: Der Mensch in der Revolte. Reinbek bei Hamburg, 1969, S. 21
415 Die These von der notwendigen »Konfrontation mit den Interessen der Unterdrückten«, die an Stelle einer Definition der »Unterdrückten als Opfer« und der ihnen zugeschriebenen Interessen treten muss, stammt von den Rechnern der Bochumer »Veranstaltung zu Singers Ethik der Vernichtung«: »Der Standpunkt des Universums ist ein schwindelerregender hoher Ort.« Bochum, Kulturzentrum Bahnhof Langendreer, 1989. Seit dieser Zeit ist er zu einem festen Bestandteil trialogischer Diskussionen zwischen Betroffenen, Angehörigen und Professionellen in der Psychiatrie geworden.

3.3 Einfühlendes Verstehen – Nachempfinden – Akzeptanz

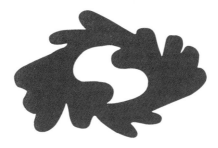

»Obbi nnka obi.«

Beißt einander nicht. (Adinkra, Symbolsprache der Ashanti. A. a. O., S. 32)

Als Bedingung einer effektiven Anwendung von Verhaltensweisen zur Problemlösung ist die »Einsicht« bereits angesprochen worden (▶ Kap. 2.5). Die Fähigkeit zur Einsicht beinhaltet dabei die »hinreichende Abbildung relevanter Umweltmerkmale« und die »Berücksichtigung aller Widerstände«.[416] Eine so definierte Einsicht ist eine kognitive Fähigkeit, die in empirischen Studien u. a. als Grad der Aufmerksamkeit erfasst werden soll.[417] Die Einsicht in die Motivation der Mitmenschen wurde von uns als bedeutsamer Sonderfall der allgemeinen kognitiven Fähigkeit zur Einsicht bezeichnet. Einsicht in die Motivationslage unserer Mitmenschen zu gewinnen, bedeutet aber nicht nur, Einsicht in ihre rationalen Vorhaben zu nehmen, sondern auch, ein »Verständnis« ihrer Gefühle und Antriebe zu gewinnen. Je nach dem verwandten Begriff der »Kognition« mögen nun Gefühle unter den Begriff der »Kognition« fallen, da sie ja ein »Erkennen der Umwelt« bezeichnen sollen,[418] oder als eigenständige Phänomene von den Denkabläufen getrennt werden.[419] Für unsere Zwecke ist entscheidend, dass mit dem Begriff der Einsicht die Diskussion um die Möglichkeit eines »direkten« Zugangs zum Seelischen verknüpft ist. Von unterschiedlichen Geisteswissenschaftlern wurde dieser Zugang mit dem Begriff des »Verstehens«, »intentionalen Erklärens«, der »Einfühlung« oder des »einfühlenden Verstehens« zu bezeichnen versucht.

Ein wichtiger Ausgangspunkt der diesbezüglichen Diskussion in der Psychiatrie und Psychologie war Wilhelm Diltheys 1894 veröffentlichter Aufsatz »Ideen über eine beschreibende und zergliedernde Psychologie*.[420] Dilthey drückte dabei seine

---

416 Baade, F.W. et al., a. a. O., S. 25
417 Kraemer, S., Schickor, I., a. a. O., S. 213
418 Vgl. Baade, F.W. et al., a. a. O., S. 128-129
419 Vgl. Arbeitsgemeinschaft für Methodik und Dokumentation in der Psychiatrie, a. a. O.
420 Dilthey, W.: Ideen über eine beschreibende und zergliedernde Psychologie (1894). In: ders.: Gesammelte Schriften, Bd. V. Leipzig, Berlin, 1924

Unzufriedenheit mit der vorherrschenden Methodik der Psychologie aus, die die Erscheinungen des Seelenlebens unter einige wenige Begriffe zu subsumieren versuchte, die sie über hypothetische Kausalketten miteinander in Beziehung setzte. Kausalzusammenhänge zwischen den einzelnen Elementen der seelischen Erscheinungen wurden durch die Annahme »physiologischer Zwischenstufen« auch dort konstruiert, wo diese aufgrund ihrer »fehlenden seelischen Repräsentanz« nicht direkt beobachtbar waren.[421] Dilthey bezeichnete dies als unangemessene Übertragung naturwissenschaftlicher Kausalerklärungen auf den Bereich des Seelenlebens. Er stellte diesem Versuch die These entgegen, dass jeder Mensch durch Selbstbeobachtung einen direkten Zugang zum Seelenleben habe und wahrnehmen könne, wie die »seelischen Bestandteile« aufeinander einwirkten. Dieser Zusammenhang sei damit direkt »verstehbar« und müsste nicht durch Kausalerklärungen »von außen« an das Material herangetragen werden.[422]

Die Möglichkeit einer Verallgemeinerung dieser subjektiven Erfahrung sah Dilthey aufgrund seiner Überzeugung gegeben, dass das Seelenleben aller Menschen aus »gleichförmigen Bestandteilen« aufgebaut sei, die der »inneren Wahrnehmung« unverzerrt zugänglich seien. Weiterhin nahm Dilthey an, dass diese seelischen Bestandteile in einem regelhaften Zusammenhang« gegeben seien. Durch Verallgemeinerung der in der Einzelbeobachtung gegebenen Erkenntnisse könnten so die allgemein gültigen »Strukturgesetze« des Seelenlebens gewonnen werden.[423]

Ähnlich wie Dilthey betonte auch Edmund Husserl, dass die subjektiven Bestände bzw. Phänomene des Bewusstseins durch »Innenschau und Wesensdeskription« beschreibbar seien, und dass der »innere Zusammenhang« dieser Phänomene durch a priori gegebene Gesetze bestimmt sei, die ebenfalls durch »Selbstschau« verstehbar seien.[424] Mit diesen Hypothesen ist also die prinzipielle Verstehbarkeit der Struktur des Seelenlebens durch Selbstschau postuliert. Die Möglichkeit des Verstehens der allgemeinen Struktur des Seelenlebens lässt jedoch die Frage offen, wie es im Einzelfall gelingen soll, den Zustand des Seelenlebens eines Gegenübers zu verstehen.

Zur Lösung dieser Frage bediente sich Karl Jaspers des Begriffs der Einfühlung, wie er von Theodor Lipps entwickelt wurde. Jaspers behauptete, dass wir uns als Menschen in fremdes Seelenleben einfühlen könnten und so »mit Evidenz« verstehen könnten, wie Seelisches aus Seelischem hervorgehe, wie z. B. ein »Angegriffener zornig« oder »ein betrogener Liebhaber [...] eifersüchtig« werde. Dieses Verstehen des Hervorgehens von Seelischem aus Seelischen nannte Jaspers »genetisches Verstehen«.[425]

Der von Lipps verwendete Begriff der Einfühlung sollte darin das »unmittelbare Erleben der Bedeutung einer Ausdrucksbewegung« eines Mitmenschen

---

421 Dilthey, W., a. a. O., S. 137 ff
422 a. a. O., S. 143 ff
423 a. a. O., S. 152-176
424 Husserl, E.: Phänomenologische Psychologie. In: (ders.): Husserliana, GW, Bd. 9. Haag, 1962, S. 8 ff
425 Jaspers, K.: Allgemeine Psychopathologie. Berlin, 1920, S. 19 ff.

kennzeichnen.[426] Um zu erklären, wie die optische Wahrnehmung einer Bewegung unmittelbar in ihrer Bedeutung »miterlebt« werden kann, wie also die Einfühlung vor sich gehe, hypostasierte Lipps einen »Instinkt zur Nachahmung«, der schon beim Säugling ein wahrgenommenes optisches Bild, z. B. das Lächeln der Mutter, mit einem Impuls zur nachahmenden Bewegung verbinde. Sobald diese Bewegung einmal durchgeführt sei, wäre – quasi als Erinnerungsspur – eine bewusste Vorstellung der Bewegung entstanden, die mit dem optischen bzw. »Gesichtsbild« assoziiert sei.[427] Bei erneutem Auftreten des optischen Bildes fühle man nun das Streben zur Nachahmung im Sinne eines instinktiven Drangs. Dieses Streben sei somit in Zukunft fest mit dem optischen Bild assoziiert und werde dem Bewusstsein als so unmittelbar an die optische Wahrnehmung gebunden präsentiert, dass »die optisch wahrgenommene Bewegung für mein Bewusstsein dieses Streben unmittelbar in sich schließt«.[428] Lipps nimmt nun an, dass bei Wiederauftreten eines optischen Bildes an Stelle der unmittelbaren, unwillkürlichen Bewegung ein bewusstes »Streben nach erneuter Verwirklichung desselben« trete.[429] Dieses müsse nicht ebenso unwillkürlich umgesetzt werden, da mein Urteil, dass »ich« und der beobachtete Andere keine identischen Personen seien, der »äußeren Willenshandlung«, also der motorischen Bewegung, entgegenwirke. Wie aus einem unwillkürlichen, nicht bewussten Impuls zur Nachahmung, der sich unmittelbar in eine Bewegung umsetzt, ein bewusstes Streben nach Wiederholung einer Bewegung werden kann, oder wie dieses gar durch ein »Urteil« gehemmt werden können soll, erklärte Lipps allerdingsnicht näher.

Für unsere Untersuchung entscheidend ist, dass Lipps die »Richtigkeit« der Einfühlung aus einem Instinkt zur Nachahmung abzuleiten versuchte, der »automatisch« die Verknüpfung identischer Ausdrucksbewegungen auslösen und als quasi naturgegebenes Gesetz das subjektiv erlebbare Streben nach diesem spiegelbildlichen Verhalten erklären soll. Gegenüber dieser »reinen« Einfühlung, die durch Identifikation mit dem Gegenüber bei Wahrnehmung seiner Ausdrucksbewegungen entstehe,[430] grenzte Lipps das »intellektuelle Verständnis« ab. Dieses entstehe, wenn ich mich der Einfühlung in einen anderen erinnere. Dann existiere die Erinnerung an die Identifikation meines Ich beispielsweise mit dem eines von mir beobachteten Akrobaten gleichzeitig neben meinem »realen Ich«, das sich erinnere. Das Wissen vom anderen sei aber an die Erfahrung der vorhergehenden »Einfühlung« gebunden.[431]

---

426 Lipps, T.: Grundlegung der Ästhetik. Hamburg und Leipzig, 1903, S. 108
427 a. a. O., S. 116-119. Bezüglich Parallelen zu George Herbert Mead siehe: Mead, G.H.: Der Mechanismus des sozialen Bewußtseins. In: Gesammelte Aufsätze, Frankfurt a.M., 1987, S. 232-240. Zur aktuellen Diskussion um Lipps und dessen Bedeutung für das Spiegeln mitmenschlicher Bewegungen siehe Montag, C. et al.: Theodor Lipps and the concept of empathy: 1851-1914. American Journal of Psychiatry 165, 2008, S. 1261.
428 Lipps, T., a. a. O., S. 120
429 a. a. O., S. 118-119
430 a. a. O., S. 121
431 a. a. O., S. 124-125

Nicht »äußere« Erkenntnisse sichern also laut Lipps als »Wissen« die Richtigkeit meiner Einfühlung, wie Jaspers dies durch Überprüfung dieser Richtigkeit im Einzelfall erreichen wollte, indem er beispielsweise nachfragte, ob die durch Einfühlung gewonnene Erkenntnis mit dem Erleben des Anderen übereinstimme.[432] Vielmehr ist die Richtigkeit der Einfühlung durch die Identität des subjektiv erlebten Strebens nach bestimmten Bewegungen gegeben, aus der das Wissen um das Ich des Anderen folgen soll.[433]

Ein so gewonnener Begriff der »Einfühlung« würde mehrere Vorteile mit sich bringen. Zum einen beschriebe er ein Kriterium seelischer Gesundheit, dass neben rationaler Einsicht in Situationen das gefühlsmäßige, nicht notwendigerweise verbalisierte Verstehen des Mitmenschen bezeichnete. Aufgrund der postulierten Identität der wahrgenommenen Strebungen des anderen und meines »Ich« könnte zudem von »Selbsteinfühlung« oder »Selbstzugänglichkeit« gesprochen werden als einer notwendigen Voraussetzung für interpersonale Beziehungen.

Der Begriff der Einfühlung würde so auch jenen Menschen seelische Gesundheit zugestehen, die ihre Stimmungen, Antriebe und Vorstellungen kaum verbalisieren. Die Bedeutung, die sprachlichen Fähigkeiten beispielsweise im Rahmen des von Kubie vertretenen Begriffs des »Bewussten« oder »Vorbewussten« zugemessen wird, der ja immer die Verknüpfung einer Sachvorstellung mit einer Wortvorstellung als Bedingung der Bewusstseinsfähigkeit voraussetzt (▶ Kap. 1.6), wäre somit limitiert. Eine diskriminierende Verwendung des Gesundheitsbegriffs gegenüber bestimmten sozialen Klassen oder Völkern wäre zumindest in dieser Art und Weise nicht möglich.

Weiterhin könnte das Dilemma gelöst werden, das sich aus der Verknüpfung vielfältiger Verhaltensweisen mit dem Gesundheitsbegriff dann ergibt, wenn eine Situation z. B. staatlich organisierten Mord als »Anpassungsleistung« verlangt. Die Mittäterschaft würde eine Unfähigkeit zur wertschätzenden Einfühlung in die Mitmenschen voraussetzen und damit selbst ein Kriterium seelischer Gesundheit verletzen. Lipps hat diese ethischen Folgen, die sich aus dem Begriff der Einfühlung ergeben, durchaus gesehen, wenn er die Ableitung »altruistischer Motive« aus der »praktischen Einfühlung« postulierte, da die Einfühlung eine Verbindung mit dem Bewusstsein vom »wirklichen Dasein« des anderen Menschen gewährleisten soll.[434]

Zudem scheint der Begriff der Einfühlung einem »Gesundheitsfanatismus« entgegenzustehen, der Leid und Tod aus dem »menschlichen« Leben zu verbannen strebt und dabei Alte, Behinderte und Kranke zunehmend ausgrenzt oder, wie es bei Peter Singer der Fall ist, mit Vernichtung bedroht.[435] Denn gegenüber dieser

---

432 Jaspers, K., 1920, a. a. O., S. 19
433 Lipps, T., a. a. O., S. 126
434 Lipps, T.: Die ethischen Grundfragen. 4. Auflage. Leipzig, 1922, S. 22. Seit der Formulierung dieser Gedanken gab es eine Vielzahl von empirischen Studien, die die Bedeutung der Empathie für soziales Verhalten belegen, siehe z. B. Singer, T., Klimecki, O.M.: Empathy and compassion. Current Biology 24, 2014, S. 875-878.
435 Richardson, J., a. a. O. S. 238 ff.; vgl. Singer, P.: A report from Australia: which babies are to expensive to treat? Bioethics 1, 1987, S. 275-283

angestrebten Ausgrenzung postulierte Lipps, dass »das Leiden des anderen« unsere Sympathie (d. h. unsere positive Einfühlung) weckt, da der Mensch, den wir leiden sehen, uns in »höherem Maße als Mensch« erscheine.[436] Dies kann nun zweierlei bedeuten: erstens die Wahrnehmung der Kraft dessen, der das Leiden erträgt,[437] zweitens ein bewusstes Wahrnehmen der Begrenztheit menschlichen Lebens. Das Wissen um die Begrenztheit der eigenen Lebenszeit kann so zu einer bewussten Gestaltung des eigenen Lebens »vom-Tod-her« führen.[438]

Und schließlich erscheint einfühlendes Verstehen, zumindest nach Auffassung der Gesprächspsychotherapeuten und jener Analytiker, die sich mit den sogenannten »frühen Störungen« beschäftigt haben (▶ Kap. 2.2), therapeutisch wirksam zu sein, da es dem anderen hilft, abgewehrte Strebungen wahrzunehmen und als einfühlende Anerkennung dieser Strebungen ein Gefühl der Sicherheit und des Vertrauens schaffen soll (▶ Kap. 2.2 und 2.3).

Andererseits unterliegt der Begriff der »Einfühlung« einer erheblichen Kritik sowohl im Hinblick auf seine Anwendungsmöglichkeiten als auch auf die Konsequenzen dieser Anwendung. So geht der Begriff der Einfühlung von einem vor-psychoanalytischen, vor-strukturalistischen Verständnis von der unmittelbaren »Richtigkeit« und Verlässlichkeit unserer Selbstwahrnehmung aus. Der Psychoanalytiker Hartmann kritisierte beispielsweise die Behauptung, das Evidenzerlebnis bei der Wahrnehmung des »Auseinanderhervorgehens« seelischer Inhalte garantiere die Richtigkeit des wahrgenommenen Zusammenhangs. Denn gerade die Psychoanalyse habe durch die Erkenntnis unbewusster Vorgänge viele »evident« erlebte Zusammenhänge als Scheinzusammenhänge aufdecken können.[439] Wenn ein seelischer Vorgang das eine Mal die bewusste Repräsentanz einer bestimmten Motivationslage darstellen kann, ein andermal eine Reaktionsbildung gegen die entgegengesetzte Triebmotivation, steht die naiv angenommene »Richtigkeit« seelischen Erlebens grundsätzlich in Frage. Die psychoanalytische Lehre von den vermeintlich biologisch vorgegebenen Triebentwicklungsstadien stellt somit keine sachfremde Ergänzung einer eigentlich verstehenden Methode dar, sondern sei unabdingbar, um beurteilen zu können, wie ein bewusster psychischer Vorgang zu deuten ist. Da aber der wissenschaftliche Status der Psychoanalyse aufgrund des Vorwurfs ihrer mangelnden Falsifizierbarkeit selbst in Frage steht,[440] kann auch die psychoanalytische Metaphysiologie kein objektivierendes und allgemeingültiges Kriterium der »Richtigkeit« oder »Echtheit« eines wahrgenommenen seelischen Vorgangs liefern. Auch ein naiver Glaube an die Möglichkeit der Einfühlung postuliert die essentielle »Identität« psychischer Akte, sowohl zwischen Beobachter und Beobachteten als auch beim Individuum selbst, das auf dieselbe auslösende Situation mit demselben Streben nach einem Bewegungsmuster reagieren soll;

436 Lipps, T., 1922, a. a. O., S. 316
437 Lipps, T., 1903, a. a. O., S. 99-100
438 Theunissen, M.: Die Gegenwart des Todes im Leben. In: (ders.): Negative Theologie der Zeit. Frankfurt/M., 1992, S. 208
439 Hartmann, H., a. a. O., S. 360 ff.
440 Vgl. Karl Popper zitiert nach Reznek, a. a. O., S. 5; vgl. Popper, K. R., a. a. O.

gerade die essentielle Identität des dem menschlichen Wissen im Zeitverlauf Gegebenen hat aber beispielsweise Michel Foucault in Frage gestellt.[441]

Die historische wie subjektive Begrenztheit des einfühlenden Verstehens und das fehlende Kriterium der »Richtigkeit« der so gewonnenen Erkenntnis wäre zu ertragen, wenn diese Begrenztheit Gegenstand einer selbstkritischen Reflexion geworden wäre. Die Kehrseite der Annahme einer umfassenden Fähigkeit zum einfühlenden Verstehen ist jedoch die Ausgrenzung und Pathologisierung all dessen, was sich dieser Einfühlung zu entziehen scheint. So erhob Jaspers die von ihm festgestellte »Unverständlichkeit« des Mechanismus der Wahnbildung (im Gegensatz zum verständlichen Inhalt des Wahns) zum Kriterium, das die Existenz einer quasi »von außen« ins Seelenleben eindringenden, die Sinnzusammenhänge zerreißenden körperlichen Ursache der Geisteskrankheit aufzeigen soll.[442]

Durch die hypothetische Gleichsetzung der Denk- und Erlebnisweisen an schizophrenen Psychosen erkrankter Patienten und sogenannter »Primitiver« in vielen psychiatrischen Theorien wurden auch diese dem so geschaffenen Bereich des Unverständlichen und Pathologischen zugeordnet. In der so konstruierten Welt ist eine gegenseitige Verständigung kaum mehr möglich. Der vermeintlich dem Wunschdenken verfallene »Neger«, unhistorisch als Verkörperung aller Primitiven imaginiert, soll ebenso wenig wie »der« Schizophrene die rationalen Regeln des Zusammenlebens zivilisierter Menschen verstehen können, behauptet Eugen Bleuler in seiner grundlegenden Monographie zur Schizophrenie: »Dem Neger ist es unverständlich, warum er heute für eine Tat bestraft wird, die er gestern bereits eingestanden hat, heute aber ableugnet.«[443]

Umgekehrt sei das »praelogische« Denken der Primitiven für uns »kaum zu begreifen«, urteilt Alfred Storch angesichts der religiösen Überzeugung mexikanischer »Indianer«, dass eine Gottheit sich in verschiedenen Lebewesen verkörpern könne.[444] Das so abgegrenzte »unverständliche« Seelenleben verblieb jedoch nicht in einem imaginierten Bereich unzugänglicher Ferne gegenüber dem diagnostischen Blick des Arztes. Die Theoretiker der »schizophrenen Regression« auf onto- wie phylogenetisch frühere Entwicklungsstadien verglichen das Seelenleben der Schizophrenen und Primitiven mit dem des Kleinkindes.[445] Das unverständliche »Wunschdenken« der Schizophrenen wie der »Primitiven« sollte so trotz aller Schwierigkeiten, die es einem einfühlenden Verstehen entgegensetzte, zumindest als infantile, unreife Art eines Denkens erklärt werden können, das durch die Affekte bestimmt werde.[446]

Das Postulat eines einfühlenden Verstehens, das keine Grenzen außer dem kranken Seelenleben kennen soll, führt also zur Pathologisierung oder zumindest

---

441 Foucault, M.: Nietzsche, Genealogy, History. In: Rabinow, P.: The Foucault Reader. New York, 1984, S. 78

442 Jaspers, K., a. a. O., S. 19 und 110

443 Bleuler, E.: Dementia praecox oder die Gruppe der Schizophrenien. Berlin, 1911, S. 6 ff.

444 Storch, A.: Wege zur Welt des Geisteskranken. Stuttgart, 1965, S. 24

445 Vgl. die Arbeiten Freuds, Jungs, Kretschmers u. a. in Heinz, A., 2002, a. a. O., Kap. 4-9 S. 18 ff. und 21 S. 52 ff.

446 Storch, A., a. a. O., S. 21

Infantilisierung menschlicher Seinsweisen, die sich diesem Verständnis verweigern. Als besonders problematisch erscheint die Behauptung, dass fremdes Seelenleben unmittelbar und evident durch Einfühlung verstanden werden kann, so es nur reif und gesund ist. Damit wird eine nicht weiter problematisierte »Normalität« der »eigenen« Bezugsgruppe vorausgesetzt, die den Blick für die mögliche Differenz zwischen dem eigenen, nach außen präsentierten, konformen Selbst und der individuellen Erfahrung trüben kann. Dabei ist die Gefahr gegeben, dass das Erlebnis der Diskrepanz zwischen der postulierten Vertrautheit innerhalb der eigenen Bezugsgruppe und der Erfahrung des individuellen, entfremdeten Seins keine adäquate Ausdrucksweise findet und umschlägt in eine Projektion, mittels derer die Ursache der erlebten Fremdheit in der angeblichen Überfremdung durch zugewanderte Menschen geortet werden.

Wenn also am Begriff eines nachvollziehenden Verstehens festgehalten werden soll, um einen Akt des Perspektivwechsels zu beschreiben, der seelische Gegebenheiten aus der Sicht der Betroffenen nachvollziehen sucht, muss auf das Kriterium der »Evidenz« als Beweis der Richtigkeit dieses Verstehens verzichtet werden. Möglich wäre ein prinzipiell unbegrenzter Diskurs mit dem anderen, der die jeweils individuelle Verwendungsweise von Begriffen für Denkinhalte und Gefühle anhand von »positiven und negativen Beispielen« vorführt und damit verständlich macht, ähnlich wie dies Ernst Tugendhat für die Erklärung der Bedeutung eines »generellen Terminus« beschrieben hat.[447]

Sollen aber über ein semantisches Verstehen hinaus auch die gefühlsmäßigen Erfahrungen des Gegenübers zumindest tendenziell nachvollzogen werden, ist eine weitestgehende Offenheit gegenüber der selbst erlebten Gefühlstönung eigener Erfahrungen, die zum Vergleich herangezogen werden, nötig. Dies könne der anderen Person im Sinne einer Deutung mitgeteilt werden und ihm oder ihr so helfen, eigene, abgespaltene Erfahrungen wahrzunehmen, da diese in der kommunikativen Situation ja offenbar vom Gegenüber nicht nur nachempfunden, sondern auch akzeptiert werden.

Dasselbe gilt von den in der Kommunikation unmittelbar ausgelösten Gefühlen, die ebenfalls mitgeteilt werden können und so dem Gegenüber ermöglichen sollen, seine bewussten Intentionen mit der Reaktion des anderen zu vergleichen. Selbst nicht wahrgenommene Strebungen oder Gefühle können so anhand der Reaktion des anderen erkannt werden, wenn dieser die empfundene Intention zu akzeptieren und zu beschreiben versucht und nicht gegen sie ankämpft. Wenn aber kein Evidenzerlebnis und keine prinzipiell »wahre« Theorie über das natürliche Menschsein die Richtigkeit der Deutungen garantiert, ist dieser Prozess ein offener, der nur insofern »richtig« ist, als er die Erfahrung des Gesamts der Wahrnehmungen, Intentionen und Gefühle anstrebt, ohne diese je in naiver Gewissheit für sich zu reklamieren.

Verliert ein solcher, modifizierter Begriff nachempfindenden Verstehens seine ethische Implikation? Diese sollte ja in der Begrenzung gelegen sein, die eine wertschätzende Einfühlung in das Gegenüber meinen Taten diesen Menschen

---

447 Tugendhat, E., Wolf, K.: Logisch-semantische Propädeutik. Stuttgart, 1986, S. 139-140

gegenüber auferlegt, da das nachempfundene Leiden der anderen meinen »Genuss« am Vollzug für sie schädlicher Taten schmälern kann. Hier könnte geantwortet werden, dass auch ein nachvollziehendes Verstehen, das sich seiner Vorläufigkeit und Beschränktheit bewusst ist, die eigenen Handlungen da begrenzen kann, wo ich der oder dem anderen Leid zufüge.

Einfühlung versus Mitleid

Das Postulat einer ungehinderten Einfühlung in den anderen mit dem Ziel eines identischen Gefühlszustandes in mir selbst könnte bei der Einfühlung in einen leidenden Menschen zum »Mitleiden« führen.[448] Lipps entwickelt den Begriff des Mitleids tatsächlich aus dem der Einfühlung. Er beschreibt zunächst die »Identität« der Gefühlszustände im Prozess der Einfühlung anhand des unproblematisch erscheinenden Beispiels eines Seiltänzers, in den sich der Beobachter einfühlt.[449] Bei der Einfühlung in einen leidenden Menschen werde nun dessen »Reagieren« gegen die Störung positiv gewertet, da es Ausdruck der »Lebendigkeit« sei. »Mangel« oder »Schwäche« des Gegenübers seien dagegen Ausdruck der »Negation des Lebens« und damit »unwert«.[450] Was hier abgewehrt wird ist also ein Mitleid, das Einfühlung in »Schwäche« und »drohenden Tod« des Gegenübers bedeutet. Gegen ein solches Mitleid kann in der Tat einiges eingewandt werden, auch wenn man Lipps' These nicht folgt, dass »Schwäche« begrifflich gegenüber dem »Prinzip des Lebens« abzugrenzen sei und stattdessen auf die Bedeutung des Leidens und des Todes für die Lebensgestaltung des Menschen verweist.

So kann zum einen Entstehung des Mitleids aus Identifikation mit dem Leidenden in Frage gestellt werden. Lipps selbst hat die Möglichkeit eingeräumt, dass Mitleid sich als Reaktion auf ursprüngliche Schadenfreude einstellen kann. Er führte aus, dass bei der Bestrafung eines Verbrechens bei den Zuschauern ein Gefühl der Schadenfreude entstehe, das Rachegelüsten entspringe und das Gefühl des eigenen Mangels vermindere. Mitleid könne erst aufkommen, wenn dem Verbrecher »ein Übel« als Bestrafung zugefügt sei.[451]

Lipps knüpft hier an Nietzsche an, der die Entstehung der »Mitleids-Moral« aus dem Ressentiment der Sklaven, Gedrückten, Leidenden und Unfreien gegen die Mächtigen abzuleiten versuchte.[452] Eigenschaften, die diesen Schwachen das

---

448 Die enge Beziehung der Begriffe der Einfühlung und des Mitleids wird im beispielsweise Englischen schon aus der Etymologie deutlich. Der englische Begriff für Einführung wie Mitleid ist »sympathy«. »Empathy« wurde demgegenüber erst 1904 von Vernon Lee als Übersetzung von Lipps' Begriff der Einfühlung ins Englische eingeführt. Vgl. The Oxford English Dictionary, Second Edition, Bd. XVII. Oxford, 1989, S. 460 und Bd. V, S. 186
449 Lipps, T., 1903, a. a. O., S. 120-122
450 a. a. O., S. 95-102
451 Lipps, T., 1922, a. a. O., S. 318-319
452 Nietzsche, F.: Zur Genealogie der Moral. In: Colli, G., Montinari, M.: Kritische Studienausgabe (KSA), Bd. 5. Berlin, New York, 1988, S. 252 und 270 sowie ders.: Jenseits von Gut und Böse. a. a. O., S. 209-210

Dasein erleichtern sollen, wie eben das Mitleid oder die Demut, würden aus Nützlichkeitserwägungen von ihnen proklamiert.[453] Während Lipps aber annimmt, dass das Mitleid auf das in der Schadenfreude genossene Übel folgt, das dem Verbrecher zugefügt wird, ist für Nietzsche das Mitleid ein Mittel des Ressentiments der Schwachen und Leidenden, das »der Pöbel« einfordert, um die »Stärke« der Mächtigen zu unterminieren.[454] Mitleid ist also nicht die unangemessene Wiedergutmachung für die Arroganz der Macht, sondern wird von Nietzsche als List der Schwachen gegeißelt. Gemeinsam ist beiden Sichtweisen jedoch, dass im Mitleiden eine unangemessene Verkleidung der Schadenfreude bzw. des Ressentiments gesehen wird. Ein so motiviertes Mitleiden ist sicher unbrauchbar zur Begründung einer Ethik.

Nietzsches Angriff auf das Mitleid wird von Martha Nussbaum als Fortführung der antiken, stoischen Tradition gesehen. Sie versucht, verschiedene Argumente Nietzsches gegen das Mitleid auf ihre antiken Vorläufer hin zu untersuchen und gegeneinander abzugrenzen. So sei Mitleid für Nietzsche wie die stoische Tradition die Anerkennung von Schwäche und Ungenügen im Bemitleideten, dessen Bemühungen offenbar nicht ausreichen, sein Leben gedeihen zu lassen. Zudem beinhalte es eine unangemessene Wertschätzung materieller Güter. Demgegenüber seien leidvolle Erfahrungen sinnvoll, da sie das »Standhalten« lehren. Weiterhin beinhalte Mitleid einen Zustand der »Weichherzigkeit« des Mitleidenden, der Leid an sich für unbillig halte und seine eigene Ohnmacht nicht ertragen könne. Letztendlich stelle Mitleid den Versuch dar, sich von den Schmerzen beim Anblick der Leiden eines anderen zu befreien und sei damit eigentlich egoistisch. Es vermehre aber letztlich nur den Gehalt des Leidens in der Welt und sei zudem mit Rache und sogar Grausamkeit verbunden, da sein »verhängter Blick« sich voll Hass und Rachegelüsten auf die Welt richte. Das Motiv für die Rachegefühle sei dabei wiederum die übermäßige Wichtigkeit, die äußeren Gütern bzw. deren Verletzung zugemessen werde.[455]

Nussbaum sieht als Nietzsches wichtigstes Argument die Kritik an der Bedeutung äußerer Güter für das Leben des Menschen. Sie stellt die These auf, dass Nietzsche nur deshalb behaupten könne, die alltäglichen Bedürfnisse seien nicht wichtig, weil er in »bequemer bürgerlicher Abgeschiedenheit« weder Hunger noch harte körperliche Arbeit und deren Auswirkung auf den Menschen kannte. Zudem bezeichnet sie die »Härte der stoischen Selbstbeherrschung« als Ängstlichkeit einer Person, die entschlossen ist, sich vor den Risiken und Wechselfällen des Lebens abzusichern.[456]

Gegen Martha Nussbaum könnte aber eingewendet werden, dass sie Nietzsches Argumentation gegen das Mitleid ihres Zusammenhangs entkleidet und damit seine zentralen Argumente nicht angemessen dargestellt hat. In ihrem Bemühen,

---

453 Nietzsche, F., KSA, Bd. 5, a. a. O. S. 240
454 a. a. O., S. 269-274
455 Nussbaum, M.: Mitleid und Gnade: Nietzsches Stoizismus. Deutsche Zeitschrift für Philosophie 41, Berlin, 1993, S. 844-849
456 a. a. O., S. 854-857

Nietzsche von dem Vorwurf freizusprechen, ein »Stiefel-im-Gesicht«-Faschist zu sein,[457] und zu zeigen, dass seine Kritik des Mitleids »weniger mit Herzlosigkeit und Härte verbunden ist, wie man bisweilen geglaubt hat«,[458] vermeidet sie jeden Verweis auf Nietzsches Überzeugung, dass das Mitleid die List der »Schwächsten« bzw. der »Mißgeborenen von Anbeginn« sein soll, die damit eben die Starken unterjochen wollen.[459]

So kehrt Nussbaum Nietzsches Argumentation bezüglich der Entstehung des Mitleids regelrecht um, wenn sie behauptet, laut Nietzsche entstünde der hasserfüllte »Blick der Rachsucht« im Mitleidenden aufgrund seiner unangemessenen Wertschätzung materieller Güter.[460] Nietzsche schrieb dagegen diesen rachsüchtigen Blick ganz explizit den »Mißgeborenen von Anbeginn« zu, die aus seiner Minderwertigkeit heraus die »Siegreichen« und »Wohlgeratenen« hassen und Mitleid von ihnen einfordern.[461] Folglich sind diese »Schwächsten« bzw. »Mißgeborenen« auch nicht eine Hervorbringung der Mitleidsmoral, wie Nussbaum behauptet,[462] sondern laut Nietzsche deren Urheber. Sie sind jene »Nachkommen alles europäischen und nicht europäischen Sklaventhums, aller vorarischen Bevölkerung in Sonderheit«, die laut Nietzsche die Vornehmen und ihre Ideale zu Schanden machen wollen.[463] Diese Agenten der Mitleidsmoral sind für Nietzsche nun selbst Ausdruck einer »Krankhaftigkeit«, von der sich die »Wohlgeratenen« fernhalten sollen, wollen sie nicht dem »Ekel« verfallen.[464] Mitleid mit diesen »Mißgeborenen« stehe der Aufgabe entgegen, »die Menschheit als Masse dem Gedeihen einer einzelnen stärkeren Species Mensch« zu opfern.[465]

Gegen eine solche Kritik am Mitleid kann nicht eingewendet werden, dass sie mit der Glorifizierung der blonden, arischen »Eroberer-Rasse«[466] einem zeitbedingten Mythos aufgesessen ist.[467] Denn diese rassische Zuordnung der Herrschenden ist Nietzsche letztendlich gleichgültig. Oft genug hat er an anderer Stelle die Germanentümelei seiner Zeit kritisiert und »Rassenmischungen« propagiert.[468] Sein Ziel war nicht die Züchtung einer »arischen« Herrenrasse sondern einer »neuen Her-

---

457 a. a. O., S. 832
458 a. a. O., S. 852
459 Nietzsche, F., KSA, Bd. 5, a. a. O., S. 269 ff. und 368
460 Nussbaum, M., a. a. O., S. 849; vgl. demgegenüber Nietzsche, F., a. a. O., S. 368 ff.
461 Nietzsche, F., KSA, Bd. 5, a. a. O., S. 368-369
462 Nussbaum, M., a. a. O., S. 846
463 Nietzsche, F., KSA, Bd. 5, a. a. O., S. 276-277
464 a. a. O., S. 366-368
465 a. a. O., S. 315; vgl. auch KSA, Bd. 11, a. a. O., S. 6 9 (»Von der Vernichtung der verfallenden Rassen«) und KSA, Bd. 6, S. 173 (von der Bedeutung des »Gesetzes der Selection« an Stelle eines »lebensverneinenden« Mitleid) sowie KSA, Bd. 6, S. 100 mit den zugehörigen nachgelassenen Fragmenten, Bd. 13, S. 384 (Von der »bewunderungswürdigen« Vernichtung der »Auswurfstoffe der Gesellschaft« in der indischen Kastenordnung).
466 Nietzsche F., KSA, Bd. 5, a. a. O., S. 263 ff.
467 Zur Kritik des Mythos von der Bedeutung indogermanischer Eroberer für die Entstehung der griechischen Zivilisation und zur engen Verbundenheit der antiken ägyptischen, phönizischen und griechischen Kultur siehe Bernal, M.: Black Athena, Vol. I-III. New Brunswick, 1987
468 Nietzsche, F., KSA, Bd. 11, a. a. O., S. 238; Bd. 13, S. 10 & 456; Bd. 14, S. 421 & 506

ren-Art und Kaste«.[469] Was aber gegen Nietzsche eingewendet werden kann, ist, dass er bei aller kritischen Distanz zu angeblichen Wahrheiten von einer unhistorisch gegebenen, biologisch fundierten Höherwertigkeit der imaginierten Eroberer-Rasse ausging,[470] die ständig durch das Schreckgespenst des ausgehenden 19. Jahrhunderts, die Degeneration, bedroht ist. Beide Phantasmagorien beruhten auf falsch verstandenen oder heutzutage obsoleten biologischen und psychiatrischen Theorien.

Das wird deutlich, wenn der Zusammenhang vergegenwärtigt wird, in dem Nietzsche seine Forderung nach der Schaffung einer »stärkeren Species Mensch« in der »Genealogie der Moral« erhebt. Er vergleicht die »Menschheit als Masse«, die diesem Ziel zu opfern wäre, mit dem »Verkümmern und Entarten« eines Organs beim »Fortschritt« des gesamten Organismus. Als Beispiel führt er die »Vernichtung der Mittelglieder« eines Organs an, wie sie beim »Wachsthum des Ganzen« mit dem Ergebnis »wachsender Kraft und Vollkommenheit« auftreten könne.[471] Was Nietzsche hier als »theilweises Zu-Grunde-Gehen« bzw. als »Verkümmern und Entarten« eines Organs bezeichnet, findet sich bei Darwin als Beschreibung des »Rudimentärwerdens« eines Organs. Darwin verstand dies jedoch als Rückbildung (»reduction«) in Folge des Nichtgebrauchs,[472] nicht wie Nietzsche als ein »Opfer«, nach dem sich die »Größe eines Fortschritts« bemisst, was der Natur eine Teleologie unterstellt, die dem Denken Darwins fremd war.[473]

Aber nicht nur der Sinngehalt des biologischen Beispiels differiert bei Nietzsche und Darwin, auch die verwendeten Begriffe selbst verweisen auf unterschiedliche Traditionen. Sprach Darwin von der Rückbildung eines Organs, so ist der von Nietzsche gewählte Begriff jener der »Entartung«. Der Begriff der »Entartung« wie der der »Degenereszenz«[474] werden in der zeitgenössischen Medizin und insbesondere der Psychiatrie intensiv diskutiert. Bereits 1607 verwandte Topsell den Begriff der »Degeneration« in moralisch-religiösem Sinn als »Abfall von Gott«.[475] In der deutschen Naturphilosophie wandte Schelling diesen Gedanken auf die Genese des Wahnsinns an, die er als Trennung des Ver-

---

469 a.a.O., S. 580. Nietzsches Lieblingsingredienzien zu diesem Zuchtziel waren dabei Deutsche, Slaven und Juden, Vgl. KSA, Bd. 11, S. 238 & 457

470 Dass Nietzsche von biologisch gegebenen Eigenschaften ausging, die die Herrschenden charakterisieren sollen, wird nicht nur in den in der vorigen Fußnote genannten Anmerkungen zur »Züchtung« deutlich, sondern auch in der Bezeichnung der »Schwächsten« als »Mißgeborene von Anbeginn« (KSA, Bd. 5, a.a.O., S. 368) und der Hoffnung, »Physiologen« und »Mediziner« könnten eine Sichtung der Werte vornehmen, die brauchbar wären, einen »stärkeren Typ« herauszubilden (KSA, Bd. 5, a.a.O., Anmerkung, S. 289).

471 Nietzsche, F., KSA, Bd. 5, a.a.O., S. 315

472 Darwin, C.: On the origin of species by means of natural selection. London, 1859. Dt. Übersetzung: Neumann, C.W.: Stuttgart, 1963, S. 101 ff.

473 Nietzsche, F., KSA, Bd. 5, a.a.O., S. 315. Eine weitere teleologische Naturinterpretation findet sich in KSA, Bd. 8, S. 161, wo der Natur unterstellt wird, sie »treibt [die Einzelnen]« in Not und Tod, um in neuen Gestaltungen Dasein zu gewinnen«.

474 Nietzsche, F., KSA, Bd. 8, a.a.O., S. 317

475 The Oxford English Dictionary, a.a.O., Bd. 3, S. 146

standes von der Seele und damit vom »Rapport mit Gott« verstand.[476] Klaus Dörner verweist auf eine Beziehung der deutschen Naturphilosophie zur französischen Romantik, die durch den Bezug auf die Degenerationstheorie« Morels gegeben sei, mit der dieser 1857 Geisteskrankheiten als Abweichung vom »ursprünglichen« und »Gott ebenbildlich erschaffenen Menschen« zu erklären suchte. Äußere Einflüsse organischer Art und »moralische Verirrungen« sollten demnach die Struktur des Organismus deformieren. Im Sinne Lamarcks wurde angenommen, dass die erworbenen Veränderungen erblich seien. Die degenerative Anlage sollte sich dabei von Generation zu Generation verstärken und zunehmend schwerere psychische und körperliche Erkrankungen bedingen. Morel nahm dabei eine Stufenfolge an, die mit »moralischen Ausschweifungen« beginne und über Alkoholismus und Suizidgedanken zu Schwachsinn und Missbildungen wie dem Kretinismus führe. Vordergründig wurde so ein Paradigmenwechsel vollzogen, der mit dem Verweis auf degenerative Organstörungen die Psychiatrie dem »Fortschritt« der übrigen, bereits organpathologisch orientierten medizinischen Disziplinen annähern sollte. Da sich jedoch pathologisch bei fast keinem der untersuchten »Geisteskranken« eine organische Hirnveränderung nachweisen ließ, wurde der Begriff der Degeneration nicht zur Bezeichnung lokalisierbarer Nervenzelluntergänge verwandt. Stattdessen verstand man ihn als Bezeichnung eines ätiologischen Faktors, der hinter den objektivierbaren Symptomen wirke und psychische wie körperliche »Abnormitäten« (z. B. »Ausschweifungen« oder Schädeldeformitäten) verursachen soll.[477]

Morels »Degeneration« fand als »Entartung« bereits 1867 durch Griesinger Eingang in den deutschen Sprachraum und konkurrierte hier mit dem Begriff der »Entfremdung«.[478] Belege für eine Griesinger-Lektüre Nietzsches finden sich allerdings nicht, Nietzsche las jedoch französische Psychiater im Original und entlehnte Moreau de Tours den Satz »Le génie est un névrose«.[479]

Das psychiatrische Krankheitsmodell gewann seine gesellschaftliche Mächtigkeit durch seine Anwendbarkeit auf die sozialen Zustände des zeitgenössischen Proletariats. Diese konnten nun als Folge nicht von Ausbeutungsverhältnissen und Verelendung, sondern einer biologischen »Degeneration« bezeichnet und zum Aktionsfeld sozialhygienischer Maßnahmen erklärt werden.[480] Die Vorstellung von einer allgemeinen »Degeneration« als Ursache verschiedener Geisteskrankheiten wurde jedoch im weiteren Verlauf der psychiatrischen Theoriebildung mehr

---

476 Schelling, F.W.J.: Stuttgarter Privatvorlesungen. In: (ders.): Werke. München, 1927, S. 361
477 Dörner, K.: Bürger und Irre. Frankfurt / Main, 1969, S. 306; vgl. auch Hermle, L.: Der Degenerationsbegriff in der Psychiatrie.Fortschritte der Neurologie und Psychiatrie 54, 1986, S. 69-79
478 Griesinger, W.: Die Pathologie und Therapie der psychischen Krankheiten. Stuttgart, 1861
479 »Wagner est un névrose«, Nietzsche, F., KSA, Bd. 6, a. a. O., S.26. Vgl. auch: ders., KSA; Bd. 14, a. a. O., S. 21 & 404
480 Castel, R.: Die psychiatrische Ordnung. Das goldene Zeitalter des Irrenwesens. Frankfurt/M., 1983, S. 294-299

und mehr verlassen. Zum einen sprach die Wiederentdeckung der Mendelschen Erbgesetze und ein zunehmendes Wissen um separate Erbgänge einzelner, familiär gehäuft auftretender Geisteskrankheiten gegen die Annahme einer zivilisations-bedingten Entartung, die unterschiedslos die verschiedensten körperlichen und seelischen Erkrankungen hervorrufen soll. Zum anderen wurde der Lamarcksche Gedanke einer direkten Vererbung milieubedingter Veränderungen, wie er der Vorstellung von einer zunehmenden Degeneration zugrunde liegt, durch die Be-obachtung widerlegt, dass Umwelteinflüsse nur über eine Schädigung der Keim-zellen Krankheiten bei der Nachkommenschaft hervorrufen können (siehe aber die aktuelle Diskussion um die Epigenetik, die weitere Wege aufzeigt, auf denen Umwelteinflüsse die Übersetzung des genetischen Codes in Zellfunktionen und Verhaltensdispositionen der Nachkommenschaft beeinflussen können).[481] Zum anderen wurde bekannt, dass Krankheiten wie der Kretinismus oder die Lues der Neugeborenen nicht erblich bedingt sind, sondern die Folgen intrauteriner Er-krankungen darstellen.

Dem derzeitigen medizinischen Fachwissen entsprechend wird der Begriff der Degeneration heutzutage fast ausschließlich zur Beschreibung reversibler Zell-schädigungen mit assoziierter Funktionsstörung verwandt. Degeneration benennt also den eigentlichen Organbefund und kein hinter den Erscheinungen wirksames Prinzip einer erblichen Minderwertigkeit, die sich in den verschiedensten Symp-tomen manifestieren soll.[482]

Die Annahme einer allgemeinen und ubiquitär drohenden »Entartung«, die Geisteskrankheiten, Neurosen, Oligophrenien und soziale Probleme erklären könnte, ist demnach (unabhängig von den schrecklichen Folgen einer in die Tat umgesetzten »Ausmerze lebensunwerten Lebens«) wissenschaftlich unhaltbar ge-worden. Eine Differenzierung zwischen Gesunden und angeblich minderwertigen Schwachen bzw. »Entarteten« kann sich somit nicht auf eine wissenschaftliche Legitimation berufen und eignet sich nicht zur Ablehnung eines Mitleids mit den vermeintlich »Schwächeren« oder Kranken.

Nietzsches Kritik des Mitleids auf der Grundlage angenommener Rangunter-schiede muss also zurückgewiesen werden. Nietzsches Negation des Mitleids gegenüber angeblich Minderwertigen zeigt jedoch, dass umgekehrt die prinzipielle Anerkennung des Wertes und der Würde meines Gegenübers eine Voraussetzung dafür zu sein scheint, sich an die Stelle des anderen zu versetzen und die Bereitschaft zu entwickeln, seine Empfindungen nachzuvollziehen. In diesem Zusammenhang kritisiert Nussbaum Nietzsches Argument, dass Mitleid eigentlich immer egoistisch sei, da es »eigenes Leid« und die Lust am Gegensatz zur leidenden Person beinhalte. Nussbaum verweist darauf, dass sich der Mitleidende zwar an die Stelle des Lei-

481 Zhang, T.Y., Parent, C., Weaver, I., Meaney, M.J.: Maternal programming of individual differences in defensive responses in the rat. Annals of the New York Academy of Sciences 1032, 2004, S. 85-103

482 Hermle, L., a. a. O., S. 74 ff.; vgl. Eder, M., Gedik, P.: Lehrbuch der Allgemeinen Pa-thologie und der Pathologischen Anatomie. 31. Auflage. Berlin, Heidelberg, New York, Tokyo, 1984, S. 38 ff.

denden versetze und selbst leide, dass dieser Positionswechsel jedoch die Voraussetzung dafür darstelle, den anderen als gleichwertig anzuerkennen. Gerade diese Anerkennung des anderen als einer Person, die »ebenso zählt wie ich zähle«, verhindere die bösartige Freude am Leid des anderen. Die Anerkennung des anderen ist in dieser Darstellung allerdings sowohl eine Bedingung für die »Einfühlung« bzw. das Hineinversetzen in den anderen wie eine Folge dieses Positionswechsels.

Was hier wie ein Zirkelschluss erscheinen mag, bezeichnet letztendlich die Erfahrung, dass ich mich auf Gedanken und Gefühle eines anderen nur einlassen kann, wenn ich diesen überhaupt meiner Einfühlung für Wert halte. Umgekehrt kann nachvollziehendes Verständnis nur dann gelingen, wenn ich die Erfahrungen des anderen mit meinen eigenen vergleiche, die mir ebenfalls als zumindest akzeptabel gelten müssen und keiner »Wahrnehmungsverweigerung« unterliegen dürfen. Die Wertschätzung meiner eigenen Erfahrungen könnte sich dann auf jene des Gegenübers übertragen und meinen Respekt für ihn verstärken. Anerkennung des anderen stünde demnach in einem dialektischen Verhältnis zu der Bereitschaft, mich in mich selbst wie den anderen »einzufühlen«.

Was Nussbaum aber übersieht, ist die Möglichkeit, dass mich dieser Perspektivenwechsel sozusagen »im eigenen Leid versinken« lassen kann. Wenn Mitleid als Teilhabe am Leid des anderen nur durch Vergleich mit meinen eigenen Erfahrungen möglich ist, müsste ich, um beispielsweise die Hilflosigkeit und das tiefe Leid des anderen zu reproduzieren, solche Erfahrungen vergegenwärtigen, die mich selbst in meinem Sein zutiefst bedrohten. So ich offenen Zugang zu diesen Erfahrungen habe, könnte meine Aufmerksamkeit in einem solchen Ausmaß auf das eigene Leid zentriert sein, dass eine Kommunikation meiner Erfahrung, das Leid schließlich in irgendeiner Form überwunden oder zumindest »überlebt« zu haben, unter Umständen nicht mehr möglich ist.

Statt also eine »Identität« des Leidens zu fordern, wäre allenfalls ein nachvollziehendes Verstehen des anderen notwendig, das dessen Erfahrungen kommunikativ mit den eigenen vergleicht, seine Schwäche akzeptiert und dennoch nach Auswegen aus der Situation suchen kann, die in der eigenen Erfahrung gegeben sein mögen. Ein solches Verstehen müsste nicht die Schwäche im vermeintlich identischen Anderen bekämpfen und könnte so die Würde des Gegenübers zu respektieren trachten. Ein Postulat der Respektierung der Würde des Gegenübers könnte sich auch auf die eigene Erfahrung stützen, dass eine wertschätzende Akzeptanz meiner selbst durch andere entscheidende Bedeutung für das eigene Wohlbefinden hat. Zudem würde eine solche Akzeptanz es verbieten, die Eigenständigkeit des Gegenübers zu leugnen. Schließlich würde eine solche Anerkennung der Würde und Eigenständigkeit des Anderen, die sich der Vorläufigkeit und Beschränktheit meines verstehenden Zugangs bewusst ist, den Versuch einschränken, unverständliche Äußerungen des Gegenübers als Ausdruck seiner pathologischen »Infantilität« oder »Primitivität« zu werten.

Wenn also die Fähigkeit zum »nachvollziehenden Verstehen« eine Grundbedingung seelischer Gesundheit ist, so findet sie ihre Grenze in der Anerkennung der Individualität und Würde des anderen. Ein solches Verstehen würde gegenüber dem Mitleid eine Zentrierung auf die eigene Befindlichkeit vermeiden und die vermeintliche Schwäche des anderen als Ausdruck seiner Eigenständigkeit akzep-

tieren. Diese Ausführungen verweisen damit zurück auf einen Begriff der interpersonalen Respektierung und Anerkennung, wie er beim frühen Freud, bei den
psychoanalytischen Objektbeziehungstheoretikern und den Gesprächspsychotherapeuten ausgebildet ist.

3.4   Zusammenfassung und Ausblick

Gesundheit, so unsere Ausgangsüberlegung, ist mehr als die Abwesenheit von
Krankheit: Wer unter unmenschlichen Bedingungen funktioniert und seine Mitmenschen tötet, ohne zu leiden, mag nicht krank sein, wir würden ihm aber intuitiv
nicht als gesund bezeichnen. Der Begriff der Gesundheit verweist also nicht notwendigerweise (wie die Definition der WHO) auf ein umfassend gelingendes Leben,
aber doch zumindest auf ein Leben mit anderen, in einer Mitwelt, zu dem eine
minimale Zugänglichkeit der eigenen Erfahrungen und der Gefühle der Mitmenschen gehört. Das gilt zumindest dann, wenn man die Behandlungsziele der großen
psychotherapeutischen Schulen miteinander vergleicht, in denen wie gezeigt die
Zugänglichkeit der eignen Gefühle und das empathische Verständnis für andere
eine zentrale Rolle spielen. Selbstvertrauen und Empathie setzen somit einen relativ
formalen Rahmen für die Fähigkeit zur flexiblen Verhaltensgestaltung, die sich als
Verhaltensvielfalt objektivieren lässt und häufig als Kriterium seelischer Gesundheit gilt: Nicht jede Fähigkeit zum zielorientierten Verhalten[483] wäre dann ein
Zeichen seelischer Gesundheit, sondern nur eine solche, die ihre Ziele nicht einfach
gehorsam der Umwelt entlehnt, sondern sie mit den eigenen Empfindungen und
Haltungen, auch gegenüber dem Leid der Mitmenschen, in Übereinstimmung zu
bringen sucht. Gesund wäre also eine Person genau dann, wenn ihr ihre eigenen
Gefühle vertraut sind, auch wenn diese aus Empathie mit anderen resultieren.

Um ein historisches Beispiel zu bemühen: Die pensionierten Polizeibeamten,
denen beim Ermorden jüdischer Gefangener in der Zeit des Nationalsozialismus
übel wurde, waren ihren eignen Gefühlen und damit auch ihrem Mitgefühl
gegenüber offener und damit gesünder als jene Polizeischergen, die ihre mörderi-
sche Tätigkeit ohne solche emotionalen Anwandlungen ausführen konnten.[484]
Noch gesünder wäre es, diese Gefühle nicht als Zeichen vermeintlich individueller
Überempfindlichkeit zu (miss-)deuten, sondern ihnen zu vertrauen, die Empathie
mit den Opfern zuzulassen und eine Situation, die unmenschliches Handeln fordert,
grundsätzlich in Frage zu stellen.

Definiert man psychische Gesundheit als Verhaltensvielfalt auf der Grundlage
von Empathie und Selbstvertrauen, kann man auch bei erkrankten Menschen von

---

483 Nordenfelt, L.: Die Begriffe der Gesundheit und der Krankheit: Eine erneute Betrachtung.
     In: Schramme, T. (Hrsg.) Krankheitstheorien, Berlin, 2012, S. 223-235
484 Browning, C.: Ordinary Men. Reserve Police Battalion 101 and the Final Solution in
     Poland. New York, 1993

»gesunden Anteilen« sprechen und meint damit meist deren Ressourcen, Stärken und Fähigkeiten, die den Umgang mit Schwierigkeiten wie eben zum Beispiel einer Erkrankung erleichtern und das Leben in der Mitwelt sichern. Auch Daniel Callahan[485] betont, dass Gesundheit nicht als Abwesenheit von Krankheit zu definieren sei, da Gesundheit im Sinne der WHO als Wohlergehen verstanden werden müsste und »ein gewisses Maß an Krankheit« oder Gebrechlichkeit durchaus mit geistigem und sozialem Wohlergehen vereinbar sei. Versteht man Gesundheit als »Fähigkeit«, auch angesichts krankheitsbedingter Beeinträchtigungen »auf Weisen zu handeln und zu reagieren, die den Zielen, Vorhaben und Erwartungen der Person dienen«[486] dann stellt sich die Frage, wodurch eine solche Handlungsfähigkeit charakterisiert werden kann. Der hier formulierte Vorschlag besagt, nicht die (individuell variablen) Akte zu bewerten, auch nicht bezüglich ihrer Rationalität, die vom Standpunkt der Bewertung abhängt, sondern nach deren Form und Voraussetzungen zu fragen.

Flexibles, vielfältiges Verhalten, Selbstvertrauen und nachvollziehendes Verstehen können also, so unsere These, nur gemeinsam als Grundlagen mitmenschlicher Handlungsfähigkeit und damit als Kriterien seelischer Gesundheit benannt werden. Sie bedingen und begrenzen sich dabei wechselseitig in verschiedener Hinsicht. So ist flexibles, situationsangemessenes Verhalten ohne eine zumindest basale Einsicht in die Gefühle und Absichten der Mitmenschen nicht denkbar. Verwirklicht wird es nur bei entsprechendem Selbstvertrauen, das wiederum von der Erfahrung früheren erfolgreichen Verhaltens und mitmenschlicher Akzeptanz abhängt. Seine Grenze sollte es in der Respektierung der Würde der Anderen finden, die selbst wieder mit der Bereitschaft verbunden ist, deren Position nachzuvollziehen und für Wert zu halten, mit der eigenen Erfahrung verglichen zu werden.

Die Fähigkeit, menschenverachtende Tätigkeiten auszuüben, ohne zu erkranken, wäre demnach kein Zeichen seelischer Gesundheit, da sie die Einfühlung und Einsicht in das Leid der Anderen verfehlt. Demgegenüber kann sich die Wertschätzung der eigenen Erfahrung gegen eine gesellschaftlich geforderte Verleugnung von Unterdrückung und Erniedrigung richten und wäre in der Mitwelt mit der Erfahrung der anderen abzustimmen. Gleichzeitig würde der Respekt vor der Individualität der anderen Person den Versuch einer Art von Einfühlung verbieten, die die Erfahrung der anderen zu usurpieren oder das sich ihr Verweigernde zu pathologisieren sucht.

Auch ein eingeschränkter Gesundheitsbegriff ist nicht in jedem Fall davor gefeit, zur Ausgrenzung von Menschen missbraucht zu werden, die vorgeblich oder tatsächlich seine Kriterien nicht erfüllen. Die hier vorgeschlagene Beschränkung der Kriterien seelischer Gesundheit auf die zu ihrer Aufrechterhaltung nötigen »Grundlagen« berücksichtigt diese Gefahr und zielt darauf, eine weitergehende

---

485 Callahan, D.: Die Gesundheitsdefinition der Weltgesundheitsorganisation. In: Schramme, T. (Hrsg.): Krankheitstheorien, Berlin, 2012, S. 191-204, hier S. 203
486 Whitbeck, C.: Eine Theorie der Gesundheit. In: Schramme, T. (Hrsg.), a. a. O. S. 205-222, hier S. 216

Festschreibung »gesunder« Verhaltensweisen zu vermeiden und die individuelle Ausgestaltung der jeweiligen Lebenswege zu respektieren.

Laotse hat die Vorbehalte gegen eine Normsetzung, die ihr Objekt durch einen kontrollierenden Zugriff zu unterwerfen sucht, im Tao Te King (hier in der Übersetzung Richard Wilhelms) formuliert:

Das hohe Leben ist ohne Handeln und ohne Absicht.
Das niedere Leben handelt und hat Absichten:
Die Liebe handelt und hat nicht Absichten.
Die Gerechtigkeit handelt und hat Absichten.
Die Moral handelt, und wenn man ihr nicht entgegenkommt -
so fuchtelt sie mit den Armen und zieht einen herbei.
Darum: Ist der Sinn abhanden, dann das Leben.
Ist das Leben abhanden, dann die Liebe.
Ist die Liebe abhanden, dann die Gerechtigkeit.
Ist die Gerechtigkeit abhanden, dann die Moral.
Diese Moral ist Treu und Glaubens Dürftigkeit
und der Verwirrung Beginn.

Demgegenüber betont Laotse die Achtung vor den verschiedenen Formen und Erfahrungen des Lebens:

Höchste Güte ist wie das Wasser.
Des Wassers Güte ist es, allen Wesen zu nützen ohne Streit.
Es weilt an Orten, die alle Menschen verachten.
darum steht es nahe dem Sinn.[487]

---

487 Laotse: Tao Te King. Das Buch des Alten vom Sinn und Leben. Aus dem Chinesischen verdeutscht und erläutert von R. Wilhelm. Jena, 1921, S. 10 (Nr. 8) und S. 43 (Nr. 38)

Literatur

American Psychiatric Association (1980) Statistical manual of mental disorders. DSM-III. Washington, D.C.

American Psychiatric Association (2013) Statistical manual of mental disorders. DSM-5. Washington, D.C.

Antonovsky A. (1979) Health, Stress and coping. New perspectives on mental and physical well-being. San Francisco:Jossey-Bass

Abraham K (1971) Gesammelte Werke. Band II. Frankfurt/M.: S. Fischer.

Arbeitsgemeinschaft für Methodik und Dokumentation in der Psychiatrie (1981) Das AMDP-System. Manual zur Dokumentation psychiatrischer Befunde. Berlin: Springer

Baade S, Borck J, Koebe S, Zumvenne G (1983) Theorien und Methoden der Verhaltenstherapie. Forum für Verhaltenstherapie und Psychosoziale Praxis, Bd. 1. Tübingen: Deutsche Gesellschaft für Verhaltenstherapie:

Balint M (1970) Therapeutische Aspekte der Regression. Stuttgart: Klett-Cotta.

Bandura A (1977) Self-efficacy: Towards a unifying theory of behavioral change. Psychological Review 84:191–215.

Benedetti G (1975) Ausgewählte Aufsätze zur Schizophrenielehre. Göttingen: Vandenhoeck & Ruprecht.

Bernal M (1987) Black Athena. Volume I-III. New Brunswick: Rutgers University Press.

Blankenburg W (1989) Der Krankheitsbegriff in der Psychiatrie. In: Kisker KP, Lauter H, Meyer JE, Müller C, Strömgren E (Hrsg.) Psychiatrie der Gegenwart 9. 3. Auflage. Berlin, New York: Springer Verlag

Bleuler E (1911) Dementia praecox oder die Gruppe der Schizophrenien. Berlin: Springer.

Bleuler E (1943) Lehrbuch der Psychiatrie. 7. Auflage. Umgearbeitet von Bleuler M. Berlin: Springer.

Boorse C (1976) What a theory of mental health should be. Journal of Social Behavior 6:61–84.

Boss M (1979) Von der Psychoanalyse zur Daseinsanalyse. Wien, München, Zürich: Europaverlag.

Browning C (1993) Ordinary Men. Reserve Police Battalion 101 and the Final Solution in Poland. New York: HarperCollins Publishers.

Callahan D (2012) Die Gesundheitsdefinition der Weltgesundheitsorganisation. In: Schramme T (Hrsg.) Krankheitstheorien. Berlin: Suhrkamp. S. 191–204.

Camp NM (1993) The Vietnam War and the ethics of combat psychiatry. American Journal of Psychiatry 150.

Camus A (1969) Der Mensch in der Revolte. Reinbek: Rowohlt.

Canguilhem G (1974) Das Normale und das Pathologische. München: Hanser.

Castel R (1983) Die psychiatrische Ordnung. Das goldene Zeitalter des Irrenwesens. Frankfurt/M.: Suhrkamp.

Clouser KD, Culver CM, Gert B (2012) Gebrechen: Eine neue Betrachtung der Krankheit. In: Schramme T (Hrsg.) Krankheitstheorien. Berlin: Suhrkamp. S. 111–134.

Culver C, Gert B (1982) Philosophy in medicine. Conceptual and Ethical Issues in Medicine and psychiatry. Oxford: University Press.

Darwin C (1959) On the origin of species by means of natural selection. London: Dover Publications. (Deutsche Übersetzung: Neumann CW (1963) Stuttgart: Reclam)

Davison GC, Neale JM (1984) Klinische Psychologie. München: Urban & Schwarzenberg.

Dilthey W (1894) Ideen über eine beschreibende und zergliedernde Psychologie. In: (ders.) Gesammelte Schriften, Band V (1924) Leipzig: B. G. Teubner Verlagsgesellschaft.

Dörner K.(1969) Bürger und Irre. Frankfurt/M.:Europäische Verlagsanstalt.

Eder M, Gedik P (1984) Lehrbuch der Allgemeinen Pathologie und der Pathologischen Anatomie. 31. Auflage. Berlin: Springer.

Egger J (1992) Zum Krankheitsbegriff in der Verhaltenstherapie. In: Fritz A, Petzold H (Hrsg.) Der Krankheitsbegriff in der modernen Psychotherapie. Paderborn: Junfermann.

Engelhardt T (1986) The foundation of Bio-Ethics. Oxford: University Press.

Erikson EH (1965) Kindheit und Gesellschaft. Stuttgart: Klett-Cotta.

Federn P (1978) Ich-Psychologie und die Psychosen. Frankfurt/M.: Suhrkamp.

Finke J (1991) Die gesprächspsychotherapeutische Krankheitslehre unter dem Aspekt der ätiologischen Orientierung. GwG (Gesellschaft für wissenschaftliche Gesprächspsychotherapie) Zeitschrift 82.

Finke J (1992) Der Krankheitsbegriff in der Klientenzentrierten Gesprächspsychotherapie. In: Fritz A, Petzold H (Hrsg.) Der Krankheitsbegriff in der modernen Psychotherapie. Paderborn: Junfermann.

Fischer C, Steinlechner M (1992) Der Krankheitsbegriff in der Psychoanalyse. In: Pritz A, Petzold H (Hrsg.) Der Krankheitsbegriff in der modernen Psychotherapie. Paderborn: Junfermann.

Flanagan OW (1991) Varieties of moral personalitiy. Ethics and psychological realism. Harvard: University Press.

Frank M (1991) Selbstbewusstsein und Selbsterkenntnis. Stuttgart: KlettCotta.

Foucault M (1984) Nietzsche. Genealogy, History. In: Rabinow P (Hrsg.) The Foucault Reader. New York: Pantheon.

Frese M (1977) Psychische Störungen bei Arbeitern. Salzburg: Müller.

Freud S (1977) Gesammelte Werke. Band II/III, VII, IX, X & XIV. 5. Auflage. Frankfurt/M.: S. Fischer.

Freud S (1981) Das Ich und das Es. Frankfurt/M.: S. Fischer.

Freud S, Breuer J (1970) Studien über Hysterie. Frankfurt/M.: S. Fischer.

Gehring P (2015) Psychische Leiden. Therapiebedarf lässt sich immer anmelden. In: Frankfurter Allgemeine Zeitung 6:10

Gert B, Culver CM, Clouser KD (1997) Bioethics. A return to fundamentals. Oxford: University Press.

Geyer C (2004) Hirnforschung und Willensfreiheit. Zur Deutung der neuesten Experimente. Frankfurt a.M.: Suhrkamp.

Grawe K (1994) Psychotherapie ohne Grenzen. Von den Therapieschulen zur Allgemeinen Psychotherapie. Verhaltenstherapie und psychosoziale Praxis 26:357–370.

Griesinger W (1967) Die Pathologie und Therapie der psychischen Krankheiten für Aerzte und Studirende. Stuttgart: Nachdruck (1964) Amsterdam: E. J. Bonset.

Hartmann H (1960) Ich-Psychologie und Anpassungsproblem. Stuttgart: Klett Cotta.

Haug W (1986) Faschisierung des Subjects. West-Berlin: Argument-Verlag.

Kwami M (Hrsg.) Adinkra. Symbolsprache der Ashanti. Berlin: Haus der Kulturen

Heidegger M (2006) Sein und Zeit. Tübingen: De Gruyter.

Heinz A (1999) Neurobiological and anthropological aspects of compulsions and rituals. Pharmacopsychiatry 32: 223–229.

Heinz A (2002) Anthropologische und evolutionäre Modelle in der Schizophrenieforschung. Berlin: VWB-Verlag

Heinz A (2014) Der Begriff psychischer Krankheit. Berlin: Suhrkamp.

Hermle L (1986) Der Degenerationsbegriff in der Psychiatrie. Fortschritte der Neurologie und Psychiatrie 54:69–79.

Huber G (1981) Psychiatrie. Systematischer Lehrtext für Studenten und Ärzte. Stuttgart: Schattauer.

Husserl E (1962) Phänomenologische Psychologie. In: (ders.) Husserliana. Gesammelte Werke, Band 9. Den Haag: Martinus Nijhoff

Illich I (1979) Entmündigung durch Experten. Reinbek: Rowohlt.

Jackson JH (1927) Die Croon-Vorlesungen über Abbau und Aufbau des Nervensystems. Berlin: S. Karger Verlag.

Jaspers K (1920) Allgemeine Psychopathologie. Berlin: Springer.

Jaspers K (1946) Allgemeine Psychopathologie. 4. Auflage. Heidelberg, Berlin: Springer.

Kipphardt H (1985) Bruder Eichmann. Berlin: Aufbau-Verlag.

Klein M (1962) Das Seelenleben des Kleinkindes. Stuttgart: Klett Cotta.

Kraemer S, Schickor J (1991) Streßbewältigungsstrategien schizophrener Patienten. Eine Pilotstudie. Verhaltenstherapie 1(3):212–218.

Kropotkin P (1989) Gegenseitige Hilfe in der Tier- und Menschenwelt.Grafenau: TrotzdemVerlag.

Kubie L (1978) Symptom and neurosis. Selected papers. Hrsg. v. HJ Schlesinger. New York: Int. Univ. Press:

Kuhse H, Singer P (1989) The quality/quantity-of-life-discussion and its moral importance for nurses. International Journal of Nursing Studies. 26:203–212.

Kunze K (1992) Lehrbuch der Neurologie. Stuttgart: Thieme.

Laing RD (1972) Das geteilte Selbst. Köln: Kiepenheuer und Witsch.

Laotse (1921) Tao Te King. Das Buch des Alten vom Sinn und Leben. Aus dem Chinesischen verdeutscht und erläutert von R. Wilhelm. Jena: Anaconda.

Lipps T (1903) Grundlegung der Ästhetik. Hamburg und Leipzig: Leopold Voss.

Lipps T (1922) Die ethischen Grundfragen. 4. Auflage. Leipzig: Leopold Voss.

Marx K (1979) Das Kapital. Marx Engels Werke (MEW). Band 23. Berlin: Dietz.

Marx K (1979) Ökonomisch-philosophische Manuskripte (MEW). Ergänzungsband 1. Berlin: Dietz.

Marx K (1844) Ökonomisch-philosophische Manuskripte. Marx Engels Werke (MEW). Ergänzungsband, Teil 1. (1979) Berlin: Dietz.

Masson JM (1986) Was hat man dir, du armes Kind, getan? Siegmund Freuds Unterdrückung der Verführungstheorie. Reinbek: Rowohlt.

Mead GH (1987) Der Mechanismus des sozialen Bewußtseins. Gesammelte Aufsätze. Frankfurt a.M.: Suhrkamp. S. 232–240.

Missmahl I, Bromand Z, Heinz A (2012) Teaching Psychiatry and establishing psychosocial services. Lessons from Afghanistan. European Psychiatry 27:75–79

Montag C, Gallinat J, Heinz A (2008) Theodor Lipps and the concept of empathy: 1851-1914. American Journal of Psychiatry 165:1261.

Nietzsche F (1988) Kritische Studienausgabe (KSA). Band 5, 6, 8, 10, 11, 13 & 14. Hrsg. v. G Colli, M Montinari. Berlin: De Gruyter.

Nordenfelt L (2012) Die Begriffe der Gesundheit und der Krankheit: Eine erneute Betrachtung. In: Schramme T (Hrsg.) Krankheitstheorien. Berlin: Suhrkamp. S. 223–235.

Nussbaum M (1993) Mitleid und Gnade: Nietzsches Stoizismus. Deutsche Zeitschrift für Philosophie 41,.

Plessner H (1975) Die Stufen des Organischen und der Mensch. Berlin: De Gruyter.

Plessner H (2003) Homo absconditus. In: Plessner H (Hrsg.) Condition humana. Gesammelte Schriften VIII. Frankfurt/M.: Suhrkamp. S.353–366.

Popper KR (1984) Die Logik der Forschung. Tübingen:Mohr Siebeck.

Rasch W (1992) Die Beurteilung der Geschäftsfähigkeit aus ärztlicher Sicht. Zeitschrift für ärztliche Fortbildung 86.

Reznek L (1991) The philosophical defense of psychiatry. London: Routledge.

Richardson J (1987) The accountant as triage master. Bio Ethics 1:226–240.

Rogers CR (1983) Therapeut und Klient. Grundlagen der Gesprächspsychotherapie. Frankfurt/M.: Fischer.

Rogers CR (1987) Eine Theorie der Psychotherapie, der Persönlichkeit und der zwischenmenschlichen Beziehungen. Köln: GwG.

Roskies E, Lazarus RS (1980) Coping theory and teaching of coping skills. In: Davidson P (Hrsg.) Behavioral medicine. Changing health life styles. New York: Brunner und Mazel.

Sartre JP (o. J.) Vorwort zu: SPK (Sozialistisches Patientenkollektiv): Aus der krankheit eine waffe machen. Tiamat Texte

Sartre JP (1993) Das Sein und das Nichts. Reinbek: Rowohlt.

Schelling FWJ (1927) Stuttgarter Privatvorlesungen. In: (ders.) Werke. München: Schröter.

Schettler G (1984) Innere Medizin. Band I. Stuttgart: Thieme.

Schmid J (2015) Rezension zu Heinz, Andreas: Der Begriff der psychischen Krankheit. In: Zeitschrift für philosophische Literatur 3:41–48.

Schmudlach H (1992) Die Beurteilung der Geschäftsfähigkeit aus juristischer Sicht. Zeitschrift für ärztliche Fortbildung 86:771–773.

Schramme T (2000) Patienten und Personen. Zum Begriff der psychischen Krankheit. Frankfurt/M.: Fischer.

Senn E (1988) Wirbelsäulensyndrome. In: Brandt T, Dichgans J, Diender HL (Hrsg.) Therapie und Verlauf neurologischer Erkrankungen. Stuttgart: Kohlhammer.

Singer P (1987) A report from Australia: which babies are to expensive to treat? Bioethics 1:275–283

Singer T, Klimecki OM (2014) Empathy and compassion. Current Biology 24:875–878

Singer W (2004) Verschaltungen legen uns fest. In: Geyer C (Hrsg.) Hirnforschung und Willensfreiheit. Frankfurt a.M.: Suhrkamp. S. 30–65.

Solomon UE, Annis HM (1990) Outcome and efficiency expectancy in the prediction of post-treatment drinking behaviour. British Journal of Addiction 85:659–665

Sontag S (1985) Krankheit als Metapher. Frankfurt/M.: Fischer

Spittler JF (1992) Der Bewußtseinsbegriff aus neuropsychiatrischer und in interdisziplinärer Sicht. Fortschritte der Neurologie und Psychiatrie 60(2):54–65.

Spivack G, Platt JJ, Shure MB (1976) The problem-solving approach to adjustment. San Francisco: Jossey Bass.

Strafgesetzbuch. 48. Auflage. Stand (1981) 01. November 1980. München: C. H. Beck.

Storch A (1965) Wege zur Welt des Geisteskranken. Stuttgart: Ferdinand Enkel.

Szasz T (1975) Psychiatrie, die verschleierte Macht. Olten, Freiburg i.Br.: Walter Verlag.

Tarrier N (1987) An investigation of residual psychotic symptoms in discharged schizophrenia patients. British Journal of Clinical Psychology 26:141–143.

Tarrier N, Beckett R, Harwood S, Baker A, Yusopoff L, Ugarteburu I (1993) A trial of two cognitive-behavioral methods of treating drug-resistant residual psychotic Symptoms in Schizophrenie patients: I. Outcome. British Journal of Psychiatry 152:524–532.

Tarrier N, Sharpe L, Beckett R, Harwood S, Baker A, Yusopoff L (1993) A trial of two cognitive-behavioral methods of treating drug-resistant residual psychotic Symptoms in Schizophrenie patients: II. Treatment-specific changes in coping and problem-solving skills. Social Psychiatry and Psychiatric Epidemiology 28:5–10.

Taylor SE, Brown J (1988) Illusion and well-being: a social psychological perspective on mental health. Psychological Bulletin 103:193–210.

The Oxford English Dictionnary. 2. Auflage, Band III, V & XVII. Oxford, 1989

Theunissen M (1992) Die Gegenwart des Todes im Leben. In: (ders.) Negative Theologie der Zeit. Frankfurt/M.: Suhrkamp.

Tölle R (1982) Psychiatrie. Berlin: Springer.

Tugendhat E (1987) Probleme der Ethik. Stuttgart: Suhrkamp.

Tugendhat E, Wolf K (1986) Logisch-semantische Propädeutik. Stuttgart: Reclam.

Volpert W (1974) Handlungsstrukturanalyse als Beitrag zur Qualifikationsforschung. Köln: Pahl-Rugenstein Verlag.

von Wright GH (1984) Erklären und Verstehen. Königstein: Athenäum.

Walter H (1998) Neurophilosophie der Willensfreiheit. Von libertarischen Illusionen zum Konzept natürlicher Autonomie, Paderborn: Schöningh.

Weltgesundheitsorganisation (WHO/World Health Organisation) (1946) Constitution of the World Health Organisation. In: Official Records of the World Health Organisation 2.

Weltgesundheitsorganisation (1991) Internationale Klassifikation psychischer Störungen, ICD 10, Kapitel V (F). Bern: Huber.

Wheaton B (1982) A comparison of the moderating effects of personal coping resources on the impact of exposure to stress in two groups. Journal of Community Psychology 10:293–311.

Whitbeck C (2012) Eine Theorie der Gesundheit. In: Schramme T (Hrsg.) Krankheitstheorien. Berlin: Suhrkamp. S. 205–222.

Winnicott DW (1984) Reifungsprozesse und fördernde Umwelt. Frankfurt/M.: S. Fischer.

Wittchen HU, Saß H, Zaudig M, Koehler K (1989) Diagnostische Kriterien und Differentialdiagnosen des DSM-III-R. Weinheim, Basel: Beltz.

Zhang TY, Parent C, Weaver I, Meaney MJ (2004) Maternal programming of individual differences in defensive responses in the rat. Annals of the New York Academy of Sciences 1032:85–103.

Sachregister

Personenregister

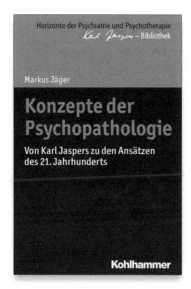

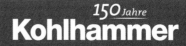

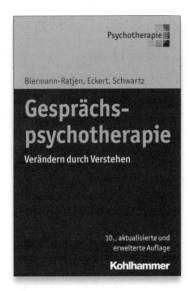

Biermann-Ratjen/Eckert
Schwartz

Gesprächs-
psychotherapie

Verändern durch Verstehen

*10., aktual. und erw. Auflage
2016. 285 Seiten mit 2 Abb.
und 6 Tab. Kart.
€ 36,–
ISBN 978-3-17-029413-4*

Das Buch stellt die von C. Rogers entwickelte Gesprächspsychotherapie im Rahmen des Klientenzentrierten Konzepts dar.
Viele ihrer Elemente haben Eingang in andere Therapiekonzepte
gefunden, dort aber oft einen nicht unerheblichen Bedeutungs-
wandel erfahren. Dazu gehören das positive Menschenbild,
die Ressourcenorientierung oder die herausragende Bedeutung
der therapeutischen Beziehung. In der 10. Auflage wird daher
erneut besonderes Gewicht auf die Darstellung der ursprünglichen
Konzeption der Gesprächspsychotherapie gelegt, die Konzentration auf die therapeutisch wirksame Beziehung, in der der Klient
erlebt, dass er in seinem Sich-selbst-Erleben angenommen,
empathisch verstanden und nicht bewertet wird.

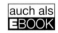

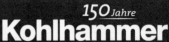